Enfermería

en

Gastroenterología

La guía completa

ALEXANDRE CAREWELL

Índice

« *El viaje a través del aparato digestivo es una exploración al corazón de nuestro ser; en gastroenterología, descubrimos que la salud empieza desde dentro.* »

Capítulo 1

INTRODUCCIÓN GASTROENTEROLOGÍA

Definición y presentación general de la especialidad.

La gastroenterología, una palabra de sonido tan complejo como la propia especialidad, es la rama de la medicina dedicada al estudio, diagnóstico, tratamiento y prevención de las enfermedades que afectan al aparato digestivo. Abarca todo lo relacionado con el esófago, el estómago, el intestino delgado, el colon, el recto, el páncreas, el hígado y la vesícula biliar. Pero, ¿qué la hace tan especial, tan distinta de otras disciplinas médicas?

Imagine un sistema maravillosamente diseñado, una serie de órganos y conductos interconectados que transforman los alimentos que ingerimos en los nutrientes esenciales para nuestra supervivencia, al tiempo que evacuan lo superfluo. Esa es la magia de nuestro aparato digestivo. La gastroenterología es la ventana que se abre a este fascinante mundo interno, permitiendo a los profesionales sanitarios comprender sus misterios, tratar sus dolencias y optimizar su funcionamiento.

Pero la gastroenterología no se detiene ahí. También refleja nuestro estilo de vida, nuestros hábitos alimentarios y muchos otros factores ambientales que pueden influir en nuestro bienestar digestivo. La riqueza de esta especialidad reside en su capacidad para mezclar la ciencia pura con un enfoque holístico de la salud, buscando siempre comprender al paciente como un todo.
Lejos de limitarse a los confines de los hospitales, la gastroenterología se extiende también a clínicas, consultas médicas e incluso centros de investigación. Está en constante evolución, impulsada por los avances tecnológicos y científicos que amplían constantemente los límites de lo que sabemos y de lo que podemos hacer por el bienestar de nuestros pacientes.

En resumen, la gastroenterología es mucho más que una especialidad médica. Es testigo de la historia de cada individuo, una sutil danza entre la anatomía, la fisiología, la psicología y el entorno en el que vivimos. Y eso es lo que la convierte en una parte tan apasionante y esencial del vasto panorama médico.

Panorama histórico: avances en este campo.

Rastrear la historia de la gastroenterología en el tiempo es un poco como seguir el curso sinuoso de un río, rico en giros, descubrimientos e innovaciones. Mucho antes de que se acuñara el propio término "gastroenterología", las civilizaciones antiguas ya cavilaban sobre los misterios del aparato digestivo. Desde los papiros egipcios hasta los tratados ayurvédicos indios, pasando por los textos de Hipócrates en la antigua Grecia, el interés por el bienestar digestivo y las enfermedades asociadas a él es ancestral.

Sin embargo, no fue hasta el siglo XIX, con la llegada de la medicina moderna, cuando la gastroenterología despegó realmente como disciplina especializada. La invención del gastroscopio, un instrumento que por primera vez permitía la visualización directa del interior del estómago, marcó un punto de inflexión decisivo. En lugar de basarse en conjeturas, los médicos podían ahora realizar diagnósticos precisos y proponer tratamientos más adecuados.

El siglo XX ha sido testigo de un aluvión de innovaciones. La endoscopia, por ejemplo, ha experimentado grandes avances, haciendo posible explorar no sólo el esófago y el estómago, sino también el colon, transformando radicalmente la forma de diagnosticar y tratar muchas afecciones. Del mismo modo, los avances en biología molecular y genética han ofrecido una perspectiva inestimable de las enfermedades intestinales inflamatorias crónicas como la enfermedad de Crohn y la rectocolitis hemorrágica.

Pero aunque la tecnología y la investigación han contribuido en gran medida a dar forma a la gastroenterología, no debe subestimarse el papel de los propios pacientes. Su deseo de estar mejor informados, su anhelo de una atención más personalizada, también han influido en la evolución del campo. Los movimientos de pacientes, como los que luchan contra la hepatitis, han dado voz a quienes antes se sentían marginados o incomprendidos.

Hoy en día, la gastroenterología se encuentra en una encrucijada. Con la explosión de datos y la revolución digital, la era de la medicina personalizada está en el horizonte. La comprensión de los microbiomas, los complejos ecosistemas de microorganismos que viven en nuestro sistema digestivo, promete revolucionar una vez más nuestro enfoque de las enfermedades gastrointestinales.

Revisar la historia de la gastroenterología significa abrazar un patrimonio rico, complejo y prometedor. Significa comprender que detrás de cada descubrimiento, de cada avance, hay un deseo inquebrantable de mejorar la vida de los pacientes y de desvelar los secretos de un sistema tan fascinante como esencial para nuestra existencia.

La importancia de la gastroenterología en el ámbito médico.

La gastroenterología, aunque pueda parecer especializada, ocupa un lugar central en el vasto universo médico. Esta especialidad refleja la complejidad y la importancia fundamental del aparato digestivo para nuestro bienestar general. Para comprender su importancia crucial, basta con considerar una serie de dimensiones.

En primer lugar, desde un punto de vista puramente fisiológico, el aparato digestivo es responsable de la transformación y asimilación de los nutrientes, procesos esenciales para nuestra supervivencia. Pero más allá de esta función vital, el intestino, a menudo llamado "el segundo cerebro", es un importante centro de neurotransmisores y está íntimamente ligado a nuestro sistema nervioso. Teniendo esto en cuenta, la gastroenterología también interactúa con la neurología, sobre todo a la hora de comprender los vínculos entre la salud intestinal y afecciones como la depresión o la ansiedad.

En segundo lugar, el hígado, uno de los principales órganos estudiados en gastroenterología, desempeña un papel fundamental en la desintoxicación del organismo, la producción de bilis y la regulación del metabolismo. Las enfermedades hepáticas, como la hepatitis o la cirrosis, pueden tener consecuencias sistémicas, repercutir en otros órganos y requerir un enfoque multidisciplinar.

Además, la gastroenterología está en el centro de algunas de las enfermedades más prevalentes y crecientes del mundo, como la enfermedad inflamatoria intestinal crónica, la enfermedad por reflujo gastroesofágico y los cánceres del aparato digestivo. El tratamiento de estas afecciones requiere conocimientos de vanguardia, tecnologías avanzadas y una estrecha colaboración con otros especialistas como cirujanos, radiólogos u oncólogos.

Pero no se trata sólo de la enfermedad. La gastroenterología también desempeña un importante papel preventivo. Las campañas de detección del cáncer colorrectal, por ejemplo, han salvado innumerables vidas al detectar y tratar las lesiones precancerosas.

Por último, la gastroenterología es también una puerta de entrada a la comprensión de la microbiota intestinal, el vasto conjunto de microorganismos que viven en simbiosis con nosotros. Investigaciones recientes demuestran que esta microbiota influye no sólo en nuestra salud digestiva, sino también en nuestra inmunidad, nuestro metabolismo e incluso nuestro comportamiento.

En resumen, la gastroenterología no es una especialidad médica más. Es una encrucijada, una intersección entre varias disciplinas, testimonio de la profunda interdependencia de nuestros sistemas corporales. Encarna la esencia misma de la medicina: una búsqueda interminable para comprender al ser humano en su totalidad, buscando siempre mejorar la calidad de vida.

Capítulo 2

EL ENTORNO DE TRABAJO: UN SERVICIO COMO NINGÚN OTRO

Presentación de la unidad de gastroenterología.

En el corazón de todo hospital dedicado a la atención especializada se encuentra la unidad de gastroenterología, un refugio dedicado a la exploración, el diagnóstico y el tratamiento de las enfermedades relacionadas con el aparato digestivo. Esta unidad, que es a la vez un laboratorio de última generación y un santuario de cuidados, es el eje en torno al cual gira toda la especialidad. He aquí una mirada a este complejo y fascinante mundo.

La unidad de gastroenterología se distingue ante todo por su infraestructura adaptada. Equipada a menudo con la última tecnología, incluye salas de endoscopia donde los médicos pueden realizar exploraciones invasivas como colonoscopias, gastroscopias o endoscopias biliares. Cada sala está diseñada para garantizar la seguridad y la comodidad del paciente, al tiempo que permite al facultativo trabajar con precisión.

También hay un ala de hospitalización. Aquí se atiende a los pacientes que padecen enfermedades más graves o que requieren una vigilancia constante. Ya sea por una pancreatitis aguda, un brote grave de enfermedad inflamatoria intestinal o tras una intervención quirúrgica digestiva, esta ala es esencial para garantizar una atención integral al paciente.

Pero la unidad de gastroenterología es algo más que paredes y máquinas. Por encima de todo, es un equipo. Gastroenterólogos expertos, por supuesto, pero también enfermeras especializadas, formadas para comprender las especificidades de las enfermedades digestivas y administrar los cuidados adecuados. También hay camilleros, técnicos, secretarios médicos y muchos otros profesionales que contribuyen al buen funcionamiento de la unidad.

Además, la unidad de gastroenterología suele mantener estrechos vínculos con otros departamentos. La colaboración con el departamento de cirugía digestiva es frecuente, al igual que la interacción con los radiólogos para los exámenes de imagen o con los oncólogos para el tratamiento de los cánceres digestivos.

Un aspecto que a veces se pasa por alto, pero igual de crucial, es la investigación. Muchas unidades de gastroenterología participan en ensayos clínicos, buscando desarrollar nuevos tratamientos o comprender mejor los mecanismos subyacentes de las enfermedades.
Además de su pericia técnica, la unidad de gastroenterología es también un lugar de humanidad. Cada paciente recibe una cálida bienvenida y cada historia se escucha con atención. Porque aunque la medicina es una ciencia, es sobre todo un arte, el arte de cuidar con el corazón.

Así pues, la unidad de gastroenterología, lejos de ser un departamento más, refleja la complejidad y la riqueza de la propia especialidad. Un lugar donde la ciencia, la tecnología, los cuidados y la humanidad se unen para ofrecer lo mejor a quienes más lo necesitan.

Equipamiento específico y su uso.

Uno de los aspectos fascinantes de la gastroenterología es la variedad y sofisticación de los equipos utilizados. Estos instrumentos, fruto de años de investigación e innovación, permiten a los especialistas diagnosticar, tratar y controlar con precisión los trastornos gastrointestinales. A continuación le presentamos los principales equipos y cómo se utilizan.

- **Endoscopio**: Se trata de un tubo largo y flexible provisto de una cámara y una fuente de luz en el extremo. Se introduce a través de la boca o el ano del paciente.
  - **Gastroscopia**: Utilización de un endoscopio para examinar el esófago, el estómago y el principio del duodeno.
  - **Colonoscopia**: examen del colon y posiblemente del recto.
  - **Enteroscopia**: Examen de las partes más profundas del intestino delgado.
- **Ecoendoscopio:** Combinación de un endoscopio y un ecógrafo. Se utiliza para obtener imágenes ecográficas de estructuras internas cercanas al tubo digestivo, como el páncreas o la bilis.
  - **Ecoendoscopia**: Se utiliza para evaluar tumores, quistes u otras anomalías y también puede utilizarse para tomar muestras de tejido.
- **Cápsula endoscópica**: Pequeña cápsula que contiene una cámara, ingerida por el paciente. Atraviesa el aparato digestivo, enviando imágenes inalámbricas para su evaluación.
  - Se utiliza principalmente para visualizar el intestino delgado, una zona de difícil acceso con los endoscopios convencionales.
- **Manómetro**: aparato utilizado para medir la presión en el interior de determinados segmentos del tubo digestivo.
  - **Manometría esofágica**: evalúa la motilidad del esófago, útil para afecciones como la acalasia.
- **PH-metro:** Dispositivo que mide el nivel de acidez (pH) en el esófago durante un periodo prolongado.
  - Se utiliza para diagnosticar la enfermedad por reflujo gastroesofágico.

- **Endoscopio de doble balón**: Sistema endoscópico avanzado que utiliza dos balones para anclar el dispositivo y avanzar progresivamente hacia el intestino delgado.
  - Permite la exploración de todo el intestino delgado.
- **Sistema de ablación por radiofrecuencia (ARF)**: Se utiliza para tratar lesiones precancerosas en el esófago, como la displasia del esófago de Barrett.
- **Equipo de ligadura elástica**: Se utiliza para tratar las varices esofágicas ligando los vasos sangrantes.

Cada equipo requiere una formación y unos conocimientos específicos si se quiere utilizar de forma correcta y segura. Más allá de la tecnología, elegir el equipo adecuado y dominar su uso son esenciales para realizar un diagnóstico preciso y proponer un tratamiento apropiado. La gastroenterología, con su sofisticado instrumental, es un ejemplo perfecto de cómo puede utilizarse la tecnología moderna para mejorar la atención al paciente.

Multidisciplinariedad : colaboración con otros departamentos.

La gastroenterología, con su riqueza y complejidad, no puede aislarse de otras disciplinas médicas. Cada paciente, cada enfermedad, puede requerir una pericia que va más allá de los límites estrictos de la especialidad. La multidisciplinariedad no sólo es deseable, sino esencial si se quiere tratar a los pacientes de forma holística y óptima. A continuación le ofrecemos una visión más detallada de esta colaboración crucial con otros departamentos.

- **Cirugía digestiva**: Esta colaboración es una de las más evidentes. Ya sea por tumores gastrointestinales, obstrucciones o complicaciones de la enfermedad inflamatoria intestinal, el cirujano digestivo trabaja mano a mano con el gastroenterólogo para ofrecer la mejor estrategia terapéutica.

- **Radiología**: El diagnóstico por imagen desempeña un papel fundamental en el diagnóstico de las enfermedades gastrointestinales. Ya se trate de una ecografía abdominal, una resonancia magnética entérica o una tomografía computarizada, el radiólogo suele ser el primero en detectar una anomalía, que luego es tratada por el gastroenterólogo.

- **Oncología**: Los cánceres del aparato digestivo requieren una gestión en colaboración. El oncólogo propone estrategias de quimioterapia o inmunoterapia, mientras que el gastroenterólogo controla la evolución de la enfermedad y gestiona las complicaciones.

- **Patología:** Mediante preparaciones microscópicas, el patólogo confirma o refuta un diagnóstico de cáncer, enfermedad inflamatoria u otras patologías digestivas. La colaboración es crucial, sobre todo durante las reuniones de consulta multidisciplinares.

- **Reumatología**: Ciertos trastornos, como la espondilitis anquilosante, pueden asociarse a la enfermedad inflamatoria intestinal. La coordinación entre el reumatólogo y el gastroenterólogo es esencial para una atención integral.

- **Dermatología**: Afecciones como la psoriasis pueden estar relacionadas con trastornos gastrointestinales, lo que requiere un enfoque conjunto.

- **Endocrinología: Los** trastornos hepáticos como la esteatosis están estrechamente relacionados con los trastornos metabólicos, por eso es tan importante trabajar con un endocrinólogo.

- **Psiquiatría y psicología**: La salud mental y la salud digestiva están más estrechamente vinculadas de lo que a menudo se cree. El síndrome del intestino irritable, por ejemplo, puede verse exacerbado por el estrés o la ansiedad. La colaboración con especialistas en salud mental es a veces esencial para una gestión integral.

- **Nutrición:** La dietética y la nutrición están en el corazón de la gastroenterología. Ya sea para tratar la malabsorción o la intolerancia, o para asesorar sobre una dieta específica, el nutricionista o dietista es un valioso aliado.

Este enfoque multidisciplinar refleja la complejidad de la condición humana. Cada especialidad y cada departamento aporta su propia contribución, garantizando que cada paciente se beneficie de una visión de 360° de su enfermedad y de las mejores estrategias terapéuticas. En esta danza compleja y armoniosa, el gastroenterólogo, a la vez que un especialista, es también un coordinador, un director de orquesta en el corazón de la medicina.

Capítulo 3

EL PAPEL CENTRAL DE LA ENFERMERA EN GASTROENTEROLOGÍA

Las especificidades de la función enfermera en este departamento.

El papel de la enfermera de gastroenterología es complejo, exigente y gratificante. En el centro de los cuidados, la enfermera es a menudo el primer y el último punto de contacto para los pacientes, ofreciendo tanto cuidados técnicos como apoyo emocional. Exploremos los aspectos específicos de este papel esencial.

- **Cuidados técnicos específicos**: Las enfermeras de gastroenterología deben dominar una serie de conocimientos técnicos específicos de la especialidad.
  - **Preparación para la endoscopia**: Incluye la administración de soluciones de lavado, la elaboración de un historial médico y la comprobación de la medicación actual.
  - **Asistencia durante los procedimientos endoscópicos**: Colaboración con el gastroenterólogo para garantizar que el examen se desarrolle sin problemas y con seguridad.
  - **Gestión** posprocedimiento: Controlar las constantes vitales, gestionar las posibles complicaciones y ofrecer asesoramiento sobre los cuidados posprocedimiento.
- **Educación del paciente**: Las enfermeras desempeñan un papel educativo esencial, ayudando a los pacientes a comprender su enfermedad, sus tratamientos y cómo pueden controlar su salud en casa.
  - Consejos sobre dieta, medicación y prevención de complicaciones.
- **Apoyo emocional**: Los trastornos gastrointestinales pueden tener un profundo impacto en la calidad de vida de los pacientes. La enfermera ofrece apoyo

psicológico, escuchando las preocupaciones de los pacientes y tranquilizándolos.

- **Coordinación de los cuidados**: La enfermera actúa como pivote entre el paciente, el médico especialista y otros profesionales sanitarios, garantizando una comunicación fluida y unos cuidados holísticos.
- **Investigación clínica**: En algunas unidades, las enfermeras pueden participar en la investigación, ayudando a poner en marcha estudios clínicos, recopilando datos o controlando a los pacientes participantes.
- **Gestión de terapias especiales**: Puede incluir la administración de tratamientos biológicos para afecciones como la enfermedad de Crohn o la colitis ulcerosa, o la gestión de pacientes con nutrición enteral o parenteral.
- **Prevención de infecciones**: debido a la naturaleza invasiva de muchos procedimientos gastroenterológicos, el personal de enfermería desempeña un papel crucial en la prevención de infecciones, garantizando la esterilización del equipo y el estricto cumplimiento de los protocolos de higiene.
- **Formación continua**: El campo de la gastroenterología evoluciona rápidamente. Por ello, las enfermeras deben participar en una formación continua para mantenerse al día de los últimos avances y las mejores prácticas.

En definitiva, la enfermera de gastroenterología es mucho más que una simple operadora. Son los guardianes de la seguridad del paciente, los educadores, los confidentes y, a menudo, los intermediarios entre el mundo médico y el paciente. En esta especialidad, como en muchas otras, la enfermera es el corazón palpitante del departamento, garantizando que cada paciente sea tratado con competencia, compasión y dignidad.

Las competencias y cualidades requeridas.

Las enfermeras de gastroenterología, al igual que en otras especialidades médicas, necesitan una combinación de habilidades técnicas, interpersonales e intelectuales para destacar en su función. He aquí las aptitudes y cualidades esenciales para una enfermera en este campo:

- Sólidas habilidades clínicas:
    - Dominio de las técnicas de administración de fármacos, cuidados postoperatorios y procedimientos específicos de gastroenterología.
    - Capacidad para llevar a cabo evaluaciones clínicas detalladas e interpretar los datos para orientar la gestión.
- Habilidades de comunicación :
    - Capacidad para explicar afecciones y procedimientos complejos de forma que los pacientes puedan entenderlos.
    - Escucha activa para comprender las preocupaciones y necesidades de los pacientes.
- Empatía y compasión:
    - Sensibilidad ante los problemas personales y emocionales de los pacientes, sobre todo cuando se enfrentan a diagnósticos difíciles o tratamientos invasivos.
- Gestión del estrés :
    - Capacidad para mantener la calma y organizarse en situaciones estresantes o de emergencia.
- Trabajo en equipo :
    - Capacidad para trabajar en colaboración con gastroenterólogos, cirujanos, auxiliares de

enfermería, nutricionistas y otros profesionales sanitarios.

- Resolución de problemas y toma de decisiones :
  - Capacidad para evaluar rápidamente una situación, considerar diferentes soluciones y tomar decisiones con conocimiento de causa.
- Actualización de conocimientos :
  - Compromiso con la formación continua y con mantenerse al día de las últimas investigaciones e innovaciones en gastroenterología.
- Destreza manual :
  - Para una manipulación precisa de instrumentos o equipos médicos específicos.
- Confidencialidad :
  - Respeto estricto de los derechos de los pacientes a la confidencialidad y la protección de datos.
- Organización y gestión del tiempo :
- Capacidad para priorizar tareas con eficacia en un entorno de ritmo rápido y para gestionar varias solicitudes simultáneamente.
- Fuerte ética profesional :
- Compromiso con las normas profesionales, la integridad y la prestación de una atención de calidad a todos los pacientes.

Una enfermera de gastroenterología debe ser una combinación de técnico médico, educadora, asesora y defensora. Cada una de estas habilidades y cualidades contribuye a la atención integral del paciente, garantizando no sólo su seguridad física sino también su bienestar emocional y psicológico.

Formación continua y el desarrollo profesional.

El mundo de la medicina, con su frenético ritmo de descubrimientos e innovaciones, exige un compromiso constante con la formación continua. Para las enfermeras de gastroenterología, este compromiso es doblemente esencial. No sólo garantiza unos cuidados de calidad para los pacientes, sino que también ofrece oportunidades de desarrollo profesional. Echemos un vistazo a cómo la formación continua puede configurar la trayectoria profesional de una enfermera en este campo.

- Módulos de formación especializados:
    - Estos módulos pueden cubrir áreas específicas como las técnicas endoscópicas avanzadas, el tratamiento de la enfermedad inflamatoria intestinal o los nuevos avances en terapia nutricional.
- Certificaciones adicionales :
    - Estas certificaciones, a menudo ofrecidas por asociaciones profesionales, validan la experiencia en áreas concretas de la gastroenterología y refuerzan el perfil profesional.
- Participación en conferencias y talleres:
    - Esto permite a las enfermeras interactuar con los principales expertos, descubrir las últimas investigaciones y desarrollar una red profesional.
- Compromiso con la investigación clínica :
    - Para quienes se inclinan por la investigación, participar en estudios clínicos puede abrirles las puertas a la coordinación de investigaciones o incluso a funciones de asesoramiento.

- Formación en gestión y liderazgo :
  - Estos cursos preparan a los enfermeros para desempeñar funciones de gestión, ya sea como jefes de equipo, supervisores o incluso jefes de unidad.
- Especialización avanzada :
  - Pueden preverse funciones como la de enfermera especializada en gastroenterología, que requiere estudios avanzados pero ofrece una mayor autonomía clínica.
- Enseñanza :
  - Con experiencia y formación, algunas pueden optar por transmitir sus conocimientos como educadoras clínicas o instructoras en escuelas de enfermería.
- Funciones de asesoramiento :
  - En el campo de los productos sanitarios o terapéuticos, se puede recurrir a enfermeras experimentadas por sus conocimientos clínicos.
- Participación en asociaciones :
  - La participación activa en asociaciones profesionales puede conducir a puestos de liderazgo dentro de estas organizaciones.

La trayectoria profesional de una enfermera de gastroenterología no se limita a la cama del paciente. Con una formación continua, una curiosidad insaciable y un compromiso con la excelencia, las posibilidades son enormes. Ya sea en la clínica, la investigación, la administración, la docencia o la consultoría, cada paso de la formación continua abre una nueva puerta, prometiendo crecimiento, satisfacción e impacto en el vasto campo de la gastroenterología.

Capítulo 4

PROCEDIMIENTOS ESTÁNDAR Y PROTOCOLOS EN GASTROENTEROLOGÍA

Endoscopia : preparación, aplicación y el seguimiento posterior al procedimiento.

La endoscopia es un procedimiento esencial en gastroenterología, que permite ver directamente determinadas zonas del aparato digestivo. Para el personal de enfermería, apoyar a los pacientes antes, durante y después del examen es crucial para garantizar su seguridad y comodidad. Veamos más de cerca las distintas etapas del procedimiento.

- Preparación para la endoscopia :
  - **Consulta previa**: La enfermera elabora el historial médico del paciente, comprueba la medicación actual y se asegura de que el paciente entiende el procedimiento.
  - **Ayuno**: Dependiendo del tipo de endoscopia, se suele pedir al paciente que ayune durante un determinado número de horas antes del examen.
  - **Preparación intestinal**: Para una colonoscopia, por ejemplo, es esencial que el colon esté vacío. La enfermera da instrucciones claras sobre el uso de soluciones de lavado o laxantes.
  - **Consentimiento informado**: La enfermera se asegura de que el paciente ha comprendido perfectamente el procedimiento y sus posibles riesgos, y da su consentimiento para que se lleve a cabo.
- Realización de endoscopias :
  - **Colocación del paciente** : El paciente se coloca en una posición adecuada en la mesa de exploración, a menudo de lado.

- **Monitorización**: La enfermera monitoriza constantemente las constantes vitales del paciente durante el procedimiento, incluidas la tensión arterial, la frecuencia cardiaca y la saturación de oxígeno.
- **Administración de medicación**: A menudo se administran sedantes o analgésicos para garantizar la comodidad del paciente. La enfermera debe asegurarse de que se administran correctamente y vigilar cualquier reacción.
- **Asistencia al médico**: La enfermera asiste al gastroenterólogo pasándole el instrumental necesario y ayudándole a manipular el endoscopio en caso necesario.
- Seguimiento posterior al procedimiento :
  - **Recuperación**: Tras la intervención, se lleva al paciente a una zona de recuperación donde la enfermera controla sus constantes vitales y se asegura de que se despierta adecuadamente de la sedación.
  - **Detección de complicaciones**: Aunque son raras, pueden producirse complicaciones como hemorragias o perforaciones. Las enfermeras deben estar atentas y saber identificar rápidamente estas complicaciones.
  - **Consejos posteriores al procedimiento**: Antes de marcharse, la enfermera informa al paciente sobre lo que puede esperar después de la endoscopia, los posibles efectos secundarios y cuándo reanudar una dieta normal.
  - **Seguimiento**: En algunos casos, puede realizarse una llamada telefónica de seguimiento para asegurarse de que el paciente se encuentra bien y de que no hay complicaciones tardías.

La endoscopia es un procedimiento habitual en gastroenterología, pero requiere una atención meticulosa en cada fase para garantizar la seguridad y el bienestar del paciente. Gracias a la experiencia y los cuidados de la enfermera, este procedimiento se realiza de la forma más cómoda y segura posible, lo que permite obtener información diagnóstica crucial o llevar a cabo intervenciones terapéuticas.

Colonoscopia : el procedimiento explicado paso a paso.

La colonoscopia es un procedimiento endoscópico que permite examinar detalladamente el colon, o intestino grueso. Es una herramienta de diagnóstico esencial para detectar afecciones como pólipos, cáncer o inflamación. Veamos el procedimiento paso a paso.

- Motivo de la colonoscopia :
- Entre las razones más comunes para recomendar una colonoscopia se encuentran el cribado del cáncer colorrectal, la evaluación de síntomas digestivos (como hemorragias o dolor abdominal) y el seguimiento de afecciones preexistentes como la enfermedad inflamatoria intestinal.
- Preparación :
    - **Instrucciones iniciales**: Los pacientes reciben instrucciones claras sobre la preparación, a menudo unas semanas antes de la intervención.
    - **Dieta especial**: 1-2 días antes de la colonoscopia, suele ser aconsejable seguir una dieta baja en fibra y, el día anterior, una dieta líquida clara.
    - **Preparación intestinal**: La noche anterior al examen (o a veces la mañana del día del

examen), el paciente toma una solución de lavado para limpiar completamente el colon. Este paso es esencial para obtener imágenes nítidas.

- El día del procedimiento :
  - **Llegada e instalación**: Tras llegar a la clínica u hospital, se coloca al paciente una bata de exploración. A menudo se inserta un catéter intravenoso para administrar la medicación.
  - **Sedación**: Suelen administrarse fármacos sedantes para ayudar al paciente a relajarse y permanecer cómodo durante el procedimiento.
- La colonoscopia en sí :
  - **Colocación**: El paciente suele colocarse sobre su costado izquierdo, con las piernas ligeramente flexionadas.
  - **Introducción del colonoscopio**: Se introduce suavemente un colonoscopio, un tubo flexible provisto de una cámara, a través del ano y se hace avanzar suavemente por el colon.
  - **Insuflación de aire**: Se insufla aire o dióxido de carbono para inflar el colon y permitir una mejor visualización.
  - **Examen**: El médico examina el colon a medida que se retira gradualmente el colonoscopio, en busca de anomalías como pólipos, tumores o inflamación. Si es necesario, pueden tomarse biopsias.
  - **Polipectomía**: Si se detectan pólipos, a menudo pueden extirparse inmediatamente utilizando instrumentos especiales pasados a través del colonoscopio.
- Después del procedimiento :
  - **Recuperación de la sedación**: Se vigila al paciente en una zona de recuperación hasta

que hayan desaparecido la mayor parte de los efectos de la sedación.

- **Resultados**: El gastroenterólogo suele comentar los resultados iniciales y las posibles recomendaciones. Si se han tomado biopsias, puede ser necesario esperar unos días para conocer los resultados definitivos.
- **Gases residuales** : Aspirar aire puede provocar hinchazón o gases, que generalmente se disipan rápidamente.
- Recomendaciones posteriores al procedimiento :
  - Generalmente se pide a   los pacientes que descansen el resto del día.
  - No se recomienda   conducir durante las 24 horas posteriores a la sedación, por lo que a menudo es necesario que alguien le acompañe a casa.

La colonoscopia es un procedimiento seguro y eficaz cuando lo realizan profesionales cualificados. Desempeña un papel crucial en la prevención, el diagnóstico y el tratamiento de diversas enfermedades del colon.

Muestras, biopsias y otras tareas rutinarias.

En gastroenterología se realizan diversos procedimientos para diagnosticar o tratar afecciones específicas. Exploremos algunos de los más comunes y su importancia.

- Muestras y biopsias:
  - **Biopsia gástrica**: se utiliza para evaluar inflamaciones, infecciones (como la de *Helicobacter pylori*) o tumores del estómago.

- **Biopsia de colon**: A menudo se realiza durante una colonoscopia y sirve para analizar pólipos, diagnosticar una enfermedad inflamatoria intestinal o detectar un cáncer colorrectal.
- **Biopsia hepática**: se toma una muestra de tejido hepático para evaluar enfermedades del hígado como la hepatitis, la cirrosis o los tumores.

- Expansión:
  - **Dilatación esofágica**: Si el paciente presenta una estenosis o estrechamiento del esófago, puede utilizarse un instrumento especial para dilatar suavemente esta zona y mejorar el paso de los alimentos.
  - **Dilatación de los conductos biliares**: En algunos casos, los conductos que transportan la bilis pueden estrecharse. La dilatación mejora el flujo de la bilis.

- Polipectomía:
  - Se trata de la extirpación de pólipos, normalmente detectados durante una colonoscopia. Se trata de una importante medida preventiva, ya que algunos pólipos pueden convertirse en cáncer.

- Esfinterotomía endoscópica:
  - Esta operación se realiza para tratar problemas de la vesícula biliar o el páncreas. Consiste en una incisión en el esfínter de Oddi, el músculo que controla el flujo de la bilis y los jugos pancreáticos.

- Colocación de endoprótesis:
  - Si un conducto o pasaje está bloqueado, por ejemplo en el caso de un tumor, puede insertarse una endoprótesis (un pequeño tubo) para mantener abierto el pasaje.

- Extirpación endoscópica de tumores:
  - Algunos tumores superficiales del tubo digestivo pueden extirparse por vía endoscópica sin necesidad de cirugía abierta.
- Hemostasia:
  - Las hemorragias del tubo digestivo pueden tratarse con diversos métodos endoscópicos, como inyecciones, coagulación térmica o clips.
- Ligadura de varices esofágicas:
  - Las varices esofágicas son venas dilatadas que pueden sangrar. La ligadura consiste en colocar una banda elástica alrededor de la variz para ligarla y detener la hemorragia.

Cada uno de estos procedimientos requiere una preparación específica, habilidad técnica y seguimiento tras el procedimiento. El papel de la enfermera es esencial para garantizar la seguridad del paciente, una preparación adecuada, el buen desarrollo del procedimiento y un seguimiento apropiado.

Capítulo 5

GESTIÓN DE CASOS RUTINARIOS EN GASTROENTEROLOGÍA

Enfermedades inflamatorias intestinales: signos, síntomas y tratamiento.

La enfermedad inflamatoria intestinal (EII) es un grupo de trastornos que provocan una inflamación prolongada del tubo digestivo. Las dos formas principales de EII son la enfermedad de Crohn y la colitis ulcerosa. Aunque estas dos enfermedades comparten características comunes, afectan a diferentes partes del tubo digestivo.

- Enfermedad de Crohn :
- **Zonas afectadas**: Puede verse afectado todo el tubo digestivo, desde la boca hasta el ano. La inflamación suele ser profunda y puede afectar a todas las capas de la pared intestinal.
- **Signos y síntomas**: Dolor abdominal, diarrea, pérdida de peso, fiebre, fatiga, náuseas, úlceras bucales, problemas anales como fisuras, fístulas o abscesos.
- Colitis ulcerosa :
- **Zonas afectadas**: Sólo el intestino grueso (colon y recto). La inflamación suele ser más superficial, afectando a la mucosa.
- **Signos y síntomas**: Diarrea sanguinolenta, dolor y calambres abdominales, ganas de defecar, fatiga, pérdida de peso, fiebre.

Factores de riesgo comunes :
- Historia familiar
- Edad (a menudo se diagnostica en adultos jóvenes)
- Fumar (aumenta el riesgo de enfermedad de Crohn y puede proteger contra la colitis ulcerosa)
- Uso de antiinflamatorios no esteroideos (AINE)

Tratamientos :
- Medicamentos :
  - **Aminosalicilatos**: como la mesalazina o la sulfasalazina, reducen la inflamación.

- **Corticosteroides**: como la prednisona, reducen la inflamación y se utilizan para los brotes agudos.
- **Inmunosupresores**: como la azatioprina o la mercaptopurina, reducen la actividad del sistema inmunitario.
- **Biológicos**: como el infliximab o el adalimumab, se dirigen específicamente a determinadas sustancias implicadas en la inflamación.
- Cirugía:
  - **Enfermedad de Crohn**: En caso de complicaciones o de enfermedad resistente al tratamiento, puede ser necesaria la resección de la zona afectada.
  - **Colitis ulcerosa**: Si la medicación no es eficaz, puede recomendarse una colectomía (extirpación del colon).
- Otros tratamientos:
  - **Nutrición**: Algunos pacientes pueden necesitar suplementos nutricionales o una dieta especial, sobre todo durante los brotes.
  - **Probióticos**: Aunque todavía se está investigando, ciertas cepas de probióticos pueden ayudar a mantener la remisión.
- Gestión de los síntomas:
  - Evite los desencadenantes alimentarios habituales, como los alimentos picantes, grasos o lácteos.
  - Controle el estrés, que puede exacerbar los síntomas.
  - Seguimiento regular con un gastroenterólogo para controlar la enfermedad y ajustar el tratamiento.

El papel de la enfermera de gastroenterología es crucial en el tratamiento de los pacientes con EII. Ya sea educando a los pacientes sobre la enfermedad, administrando la medicación, controlando los efectos secundarios o proporcionando apoyo emocional, las enfermeras desempeñan un papel fundamental en las vías de tratamiento de los pacientes.

Trastornos hepáticos y del tracto biliar.

El hígado es uno de los órganos más grandes y complejos del cuerpo, y desempeña un papel central en la digestión, la desintoxicación y el metabolismo. Los conductos biliares son esenciales para transportar la bilis, un líquido producido por el hígado para digerir las grasas. Varias afecciones pueden afectar a estas estructuras esenciales.

- Hepatitis:
    - **Hepatitis vírica**: Inflamación del hígado causada por uno de los cinco virus de la hepatitis (A, B, C, D, E). Los síntomas incluyen ictericia, fatiga, náuseas y dolor abdominal.
    - **Hepatitis autoinmune:** Enfermedad crónica en la que el sistema inmunitario ataca al hígado.
    - **Hepatitis alcohólica:** Inflamación y daños en el hígado causados por un consumo excesivo de alcohol.
- Cirrosis:
    - Cicatrización crónica y disfunción hepática derivadas de diversas afecciones, como la hepatitis crónica o el abuso del alcohol.
- Cáncer de hígado:
    - Puede desarrollarse directamente en el hígado (carcinoma hepatocelular) o ser el resultado de la propagación de otros cánceres.
- Esteatosis hepática:
    - Acumulación de grasa en las células hepáticas, a menudo asociada a la obesidad,

la diabetes o el consumo excesivo de alcohol. Puede progresar a esteatohepatitis no alcohólica (EHNA), una forma más grave que puede desembocar en cirrosis.

- Colangitis biliar primaria (CBP):
    - Enfermedad autoinmune que afecta a los pequeños conductos biliares del interior del hígado.
- Colangitis esclerosante primaria (CEP):
    - Inflamación, cicatrización y obstrucción de los conductos biliares dentro y fuera del hígado.
- Litiasis biliar (cálculos biliares):
    - Pequeños cálculos formados en la vesícula biliar, que pueden obstruir los conductos biliares y causar un dolor intenso.
- Cáncer de las vías biliares (colangiocarcinoma):
    - Tumor maligno que se desarrolla a partir de las células de los conductos biliares.
- Infecciones:
    - **Absceso hepático:** Acumulación de pus en el hígado, generalmente causada por una infección.
    - **Colangitis aguda**: Infección de los conductos biliares, a menudo debida a una obstrucción.

Diagnóstico y tratamiento:

Los trastornos hepatobiliares se diagnostican mediante una combinación de análisis de sangre, estudios de imagen (como ecografía, tomografía computarizada, resonancia magnética) y, en algunos casos, una biopsia de hígado.

El tratamiento varía en función de la enfermedad concreta, desde intervenciones farmacológicas (como antivirales para la hepatitis) hasta cirugía (por ejemplo, para extirpar cálculos biliares o tumores). En casos graves, puede ser necesario un trasplante de hígado.

Como parte de los cuidados de enfermería gastroenterológica, la educación de los pacientes en materia de prevención, gestión de los síntomas, administración de la medicación y vigilancia de posibles complicaciones son esenciales. Las enfermeras desempeñan un papel central en el apoyo a los pacientes con trastornos hepatobiliares, guiando su vía de atención y garantizando una calidad de vida óptima.

Gastritis, úlceras y otros trastornos gástricos.

El estómago es una cavidad muscular esencial para la digestión. Sin embargo, debido a su entorno ácido, también es vulnerable a diversas dolencias.

- Gastritis:
    - **Descripción**: Inflamación de la mucosa gástrica.
    - **Causas**: Infecciones (a menudo relacionadas con *el Helicobacter pylori*), abuso de alcohol, uso prolongado de antiinflamatorios no esteroideos (AINE), estrés, reflujo biliar, etc.
    - **Síntomas**: Dolor o molestias abdominales, náuseas, vómitos, sensación prematura de plenitud.
- Úlceras gastroduodenales:
    - **Descripción**: Lesiones abiertas que se forman en la mucosa del estómago (úlcera gástrica) o del duodeno (úlcera duodenal).
    - **Causas**: Infección *por H. pylori*, uso prolongado de AINE, factores genéticos, tabaquismo.
    - **Síntomas**: Dolor abdominal ardiente o punzante, náuseas, reflujo ácido, pérdida de peso.

- Gastroenteritis:
    - **Descripción**: Inflamación del revestimiento del estómago y los intestinos.
    - **Causas**: Infecciones víricas, bacterianas o parasitarias, intoxicación alimentaria.
    - **Síntomas**: Diarrea, vómitos, calambres abdominales, fiebre, deshidratación.
- Síndrome del estómago irritable (gastritis nerviosa):
    - **Descripción**: Trastornos funcionales sin lesión orgánica detectable.
    - **Causas**: Estrés, dieta inadecuada, alteraciones hormonales.
    - **Síntomas**: Dolor abdominal, hinchazón, sensación de plenitud, reflujo ácido.
- Tumores gástricos:
    - **Descripción**: Crecimientos anormales de células en el estómago, ya sean benignos (como los pólipos) o malignos (cáncer gástrico).
    - **Causas**: Factores genéticos, infección *por H. pylori*, dieta rica en alimentos salados y ahumados, tabaquismo, gastritis atrófica crónica.
    - **Síntomas**: Pérdida de apetito, pérdida de peso, dolor abdominal, náuseas, vómitos, hemorragias digestivas.

Diagnóstico y tratamiento:
El diagnóstico de estos trastornos gástricos se basa generalmente en los síntomas clínicos, la historia clínica, los exámenes endoscópicos (gastroscopia), las biopsias, los análisis de sangre y las pruebas de aliento para detectar la presencia de *H. pylori*.
El tratamiento se adapta a la afección específica:
- Antibióticos para erradicar *H. pylori*.

49

- Inhibidores de la bomba de protones (IBP) o antagonistas de los receptores H2 para reducir la acidez gástrica.
- Medicamentos antiespasmódicos para trastornos funcionales.
- Cirugía en caso de complicaciones de la úlcera o para extirpar tumores.
- Consejos dietéticos y nutricionales para evitar los desencadenantes.

El papel de la enfermera es crucial en el tratamiento de los trastornos gástricos. Esto incluye educar al paciente sobre la toma de la medicación, la importancia de cumplir el tratamiento, la prevención de complicaciones y las modificaciones dietéticas recomendadas. La capacidad de las enfermeras para proporcionar cuidados empáticos y educativos es esencial para ayudar a los pacientes a superar estas afecciones, a menudo dolorosas e incómodas.

Capítulo 6

LA RELACIÓN PACIENTE-ENFERMERA: UN VÍNCULO DE CONFIANZA

Desafíos emocionales de atención.

La práctica de la enfermería en el servicio de gastroenterología no es sólo técnica; también tiene una dimensión emocional considerable. La naturaleza íntima y a menudo compleja de las afecciones gastrointestinales puede hacer que los cuidados sean emocionalmente exigentes tanto para el paciente como para el profesional sanitario.

- Vulnerabilidad del paciente:
    - **Intimidad de los exámenes**: Procedimientos como la colonoscopia o la endoscopia pueden percibirse como invasivos y embarazosos para el paciente.
    - **Estigma**: Afecciones como la enfermedad inflamatoria intestinal pueden provocar síntomas embarazosos (diarrea, flatulencia), que pueden causar vergüenza o pudor.
- Difícil de comunicar:
    - **Anunciar diagnósticos graves**: Informar a un paciente de un cáncer o una enfermedad crónica puede ser emocionalmente angustioso.
    - **Explicar procedimientos complejos**: Simplificar los conceptos médicos al tiempo que se garantiza la comprensión del paciente es todo un reto.
- La carga emocional de la enfermera:
    - **Empatía frente a sobreinversión**: Encontrar el equilibrio entre invertir emocionalmente en el bienestar del paciente y mantener cierta distancia por el bien de su propia salud mental.
    - **Agotamiento**: Las tareas repetitivas, el estrés y las situaciones emocionales intensas pueden conducir al agotamiento.
- Gestionar las expectativas del paciente y la familia:

- **Esperanzas frente a realidad**: A veces es necesario moderar las esperanzas de los pacientes o sus familias respecto a los resultados del tratamiento o los tiempos de recuperación.
- **Apoyo al final de la vida**: En el caso de patologías graves, apoyar a los pacientes y a sus familias en esta fase es una tarea emocionalmente pesada.

- Trabajar en equipo:
  - **Conflictos interprofesionales**: Las diferencias de opinión sobre cómo debe tratarse a un paciente pueden provocar tensiones.
  - **Apoyo emocional mutuo**: Es crucial poder contar con sus colegas para apoyarse, compartir experiencias o descomprimirse.
- Formación y supervisión:
  - **Falta de formación emocional**: La mayor parte de la formación en enfermería se centra en las habilidades técnicas, dejando a veces de lado el aspecto emocional de los cuidados.
  - **Necesidad de supervisión**: Las conversaciones regulares con un supervisor o psicólogo pueden ayudar a controlar el estrés y las emociones.

Estrategias de adaptación:
Para hacer frente a estos retos, es esencial que las enfermeras desarrollen estrategias de afrontamiento:
- **Formación continua**: Participe en cursos de formación centrados en la comunicación, la gestión emocional o la ética.
- **Supervisión regular**: Benefíciese de las oportunidades de intercambio y reflexión.
- **Prácticas de bienestar**: técnicas de relajación, meditación, deporte, aficiones, etc.

- **Redes de apoyo**: intercambios entre iguales, grupos de discusión o apoyo psicológico.

La concienciación y el reconocimiento de los retos emocionales asociados a la atención gastroenterológica son esenciales para garantizar el bienestar de los profesionales y una atención óptima al paciente.

Comunicación y educación del paciente.

La comunicación está en el centro de la práctica de la enfermería gastroenterológica. Desempeña un papel esencial en la educación, la prevención, la comprensión y la gestión de los trastornos gastrointestinales.

- Comprender al paciente:
  - **Escucha activa**: Dedicar tiempo a escuchar al paciente nos ayuda a comprender sus preocupaciones, síntomas y expectativas.
  - **Evaluación holística**: mirar más allá de los síntomas físicos para tener en cuenta las dimensiones emocionales, sociales y culturales de cada individuo.
- Transmitir información:
  - **Simplificación de términos médicos**: Traduzca la jerga médica a un lenguaje accesible sin comprometer la exactitud de la información.
  - **Uso de ayudas visuales**: Los diagramas, vídeos y maquetas pueden facilitar la comprensión.
- Educación del paciente:
  - **Autogestión de la enfermedad**: Formar a los pacientes sobre cómo controlar sus síntomas, tomar su medicación y hacer frente a las emergencias.

- **Preparación para los procedimientos**: Explicar claramente las etapas, los riesgos y los beneficios de las intervenciones.
- **Consejo dietético**: Proporcione recomendaciones nutricionales específicas para cada afección gastrointestinal.
- Gestión de las emociones:
  - **Validación de los sentimientos**: Reconocer y validar las emociones del paciente, ya sean miedo, ansiedad o frustración.
  - **Técnicas de relajación**: Sugiera técnicas como la respiración profunda o la visualización para ayudar a controlar el estrés asociado a la enfermedad o los procedimientos.
- Implicar a la familia:
  - **Sesiones educativas conjuntas**: Incluya a la familia o a otras personas importantes en las sesiones educativas para que puedan apoyar al paciente.
  - **Debates sobre la confidencialidad**: Garantizar el respeto a la intimidad al tiempo que se reconoce el papel crucial de los familiares en los cuidados.
- Comentarios y aclaraciones:
  - **Comprobar la comprensión**: Pida al paciente que reformule la información dada para asegurarse de que la ha entendido correctamente.
  - **Disposición a hacer preguntas**: Anime al paciente a hacer preguntas, ya sean de carácter general o específico.
- Actualice sus conocimientos:
  - **Formación continua**: Las enfermeras necesitan formación periódica para mantenerse al día de los nuevos procedimientos, tratamientos y técnicas de comunicación.

- **Compartir recursos**: Ofrezca a los pacientes folletos, enlaces a páginas web fiables o recomendaciones de lecturas complementarias.

La comunicación y la educación son dos pilares fundamentales de la atención gastroenterológica. Una comunicación eficaz genera confianza, favorece el cumplimiento del tratamiento y mejora los resultados clínicos. La educación capacita a los pacientes para desempeñar un papel activo en su propia salud, lo que conduce a elecciones informadas y a una mejor calidad de vida. Las enfermeras, como intermediarias entre el mundo médico y el paciente, tienen una responsabilidad clave en este ámbito.

Gestión de casos difíciles y situaciones delicadas.

En un servicio de gastroenterología, las enfermeras se enfrentan regularmente a situaciones complejas, ya sean médicas, emocionales o relacionales. La capacidad de gestionar estos casos y estos momentos delicados es esencial para garantizar la seguridad y el bienestar del paciente al tiempo que se preserva la profesionalidad de la enfermera.

- Casos médicamente complejos:
    - **Afecciones múltiples**: Algunos pacientes pueden tener varias afecciones médicas al mismo tiempo, lo que requiere una atención especial en el manejo de los medicamentos y los tratamientos.
    - **Reacciones adversas**: La aparición de efectos secundarios inesperados o de

complicaciones postoperatorias requiere capacidad de reacción y experiencia clínica.

- Situaciones con carga emocional:
  - **Anunciar un diagnóstico grave**: Comunicar malas noticias requiere empatía, claridad y apoyo.
  - **Gestionar el duelo**: Ante un enfermo terminal o la muerte de un paciente, es esencial apoyar a la familia y gestionar las propias emociones.
- Relaciones difíciles:
  - **Pacientes poco cooperativos**: Algunos pacientes pueden negarse a recibir atención o no estar de acuerdo con las recomendaciones médicas. La clave está en escucharles, aclarar las cuestiones y buscar un compromiso.
  - **Familias exigentes**: Los familiares a veces pueden tener expectativas poco realistas o estar en desacuerdo con el equipo médico. La clave es la comunicación y establecer límites claros.
- Situaciones éticas:
  - **Consentimiento informado**: Asegurarse de que el paciente comprende plenamente todas las implicaciones de un procedimiento o tratamiento antes de dar su consentimiento.
  - **Final de la vida y decisiones de limitar el tratamiento**: Estas decisiones, siempre complejas, requieren un enfoque multidisciplinar y un profundo respeto por los deseos del paciente y su familia.
- Desafíos relacionados con la cultura y la lengua:
  - **Barreras lingüísticas**: El uso de intérpretes o herramientas de traducción puede ser necesario para garantizar una comunicación clara.
  - **Respeto de las creencias culturales**: Comprender y respetar las creencias y

prácticas culturales del paciente puede influir en los cuidados.

- Gestión del estrés y del burnout:
  - **Reconocer los signos**: Las enfermeras deben ser conscientes de su propio bienestar emocional y físico, y reconocer los signos del agotamiento.
  - **Apoyo profesional**: Busque ayuda, ya sea a través de la supervisión, de colegas o de recursos profesionales.
- Comentarios y quejas de los pacientes:
  - **Escucha activa**: Tomarse el tiempo necesario para escuchar las preocupaciones o quejas del paciente.
  - **Resolución proactiva**: Trabajar con el equipo médico para abordar y rectificar cualquier problema planteado.

Gestionar casos difíciles y situaciones delicadas es una parte intrínseca del papel de la enfermería gastroenterológica. Adoptar un enfoque centrado en el paciente, combinado con una formación continua, una comunicación eficaz y apoyo profesional, nos permite sortear estos retos con compasión, pericia e integridad.

Capítulo 7

SITUACIONES DE EMERGENCIA EN GASTROENTEROLOGÍA

Hemorragia digestiva: identificación e intervención.

Las hemorragias digestivas, ya sean altas o bajas, son una emergencia médica. Las enfermeras de gastroenterología desempeñan un papel crucial en la rápida identificación de este tipo de hemorragias y en la aplicación de las intervenciones adecuadas.

- Definiciones y clasificaciones:
    - **Hemorragia digestiva alta (HDH):** Origen proximal al ligamento de Treitz, como úlceras gástricas o duodenales.
    - **Hemorragia digestiva baja (HDB):** Origen distal al ligamento de Treitz, a menudo relacionada con trastornos del colon o del recto.
- Signos y síntomas:
    - **HDH**: Melena (heces negras y alquitranadas), hematemesis (vómitos de sangre), hipotensión, taquicardia.
    - **HDB**: Rectorragia (sangre roja brillante en las heces), deposiciones sanguinolentas, signos de shock si sangra profusamente.
- Evaluación inicial:
    - **Antecedentes del paciente**: Medicación (antiinflamatorios, anticoagulantes), antecedentes de úlceras u otras patologías gastrointestinales.
    - **Exploración física**: evaluación de las constantes vitales, exploración abdominal, evaluación del estado hemodinámico.
- Tratamiento inicial:
    - **Estabilización hemodinámica**: Administración de fluidos, transfusión de sangre si es necesario.

- **Inserción de una sonda nasogástrica**: En caso de HDH, para evaluar la presencia y la cantidad de sangre.
- **Oxigenoterapia**: Prevención de la hipoxia.
- Investigaciones diagnósticas:
  - **Endoscopia**: Se utiliza para identificar el origen de la hemorragia y, en muchos casos, para tratar la lesión responsable.
  - **Colonoscopia**: Se utiliza en casos de sospecha de HDB.
  - **Angiografía**: En determinadas situaciones en las que no se identifica claramente el origen de la hemorragia o si ésta persiste.
- Intervenciones terapéuticas:
  - **Endoscópica**: coagulación, clips, ligadura de varices esofágicas.
  - **Medicación:** Inhibidores de la bomba de protones para reducir la acidez gástrica, vasoconstrictores para las varices esofágicas.
  - **Cirugía**: Si los métodos endoscópicos y medicinales fallan o no son posibles.
- Cuidados de enfermería tras la intervención:
  - **Monitorización continua**: constantes vitales, aparición de nuevas hemorragias.
  - **Educación del paciente**: sobre la medicación, la dieta y los signos de alerta de una nueva hemorragia.
  - **Apoyo emocional**: Una hemorragia digestiva es una experiencia traumática para muchos pacientes.
- Prevención:
  - Fármacos protectores de la mucosa: Para pacientes con riesgo de úlceras.
  - **Evite el alcohol y los alimentos irritantes**: Para pacientes con antecedentes de hemorragia digestiva.

- **Vacunación**: contra la hepatitis B y C para reducir el riesgo de cirrosis y varices esofágicas.

La hemorragia digestiva es una emergencia médica que requiere una intervención rápida y coordinada. Gracias a su formación y experiencia, las enfermeras están en primera línea para garantizar que los pacientes sean evaluados, estabilizados y atendidos adecuadamente, a la vez que proporcionan un apoyo emocional y educativo esencial.

Oclusiones intestinales: signos, intervenciones y los cuidados postoperatorios.

Las obstrucciones intestinales -obstáculos mecánicos o funcionales que impiden el paso normal del contenido intestinal- son urgencias médicas. Deben identificarse y tratarse rápidamente para evitar complicaciones graves. Las enfermeras desempeñan un papel fundamental en este proceso.

- Definición y causas:
    - **Obstrucción mecánica**: Debida a una lesión física que impide el paso, como un tumor, adherencias o una hernia estrangulada.
    - **Íleo paralítico**: cese de las contracciones intestinales sin obstrucción mecánica, a menudo debido a una intervención quirúrgica, una infección o desequilibrios electrolíticos.
- Signos y síntomas:
    - **Dolor abdominal**: a menudo calambres y cólicos.
    - Distensión abdominal.

- **Vómitos**: Pueden ser fecales en las obstrucciones del intestino delgado.
- Ausencia de gases y heces.
- **Signos de deshidratación**: boca seca, tez pálida, oliguria.
- Evaluación inicial:
  - **Historial del paciente:** antecedentes quirúrgicos, medicación, síntomas asociados.
  - **Exploración física**: Escuche los ruidos intestinales (que pueden ser hiperactivos o estar ausentes), palpe el abdomen, busque signos de peritonitis.
- Investigaciones diagnósticas:
  - **Radiografías abdominales**: Para identificar la localización y la causa de la obstrucción.
  - **Exploración abdominal**: Para una visión más detallada.
  - **Análisis de sangre**: Para comprobar si hay desequilibrios electrolíticos y otras anomalías.
- Tratamiento inicial:
  - **Ayuno**: Para evitar una mayor distensión intestinal.
  - **Sonda nasogástrica**: Para descomprimir el estómago y el intestino delgado, aliviando la distensión y los vómitos.
  - **Rehidratación**: Intravenosa para corregir la deshidratación y los desequilibrios electrolíticos.
- Intervenciones terapéuticas:
  - **Cirugía**: Necesaria para las oclusiones mecánicas que no responden al tratamiento conservador, o en presencia de signos de estrangulación o necrosis.
  - **Tratamiento médico**: En caso de íleo paralítico, tratamiento de las causas subyacentes, como la infección, y restablecimiento del equilibrio electrolítico.

- Cuidados de enfermería postoperatorios:
  - **Monitorización vital**: Control de las constantes vitales, el dolor y los ruidos intestinales.
  - **Tratamiento del dolor**: Administración de analgésicos según prescripción.
  - **Seguimiento de las heridas quirúrgicas**: búsqueda de signos de infección o complicaciones.
  - **Apoyo nutricional**: Inicio de una dieta progresiva una vez que se haya reanudado el tránsito intestinal.
  - **Educación del paciente**: sobre los signos de complicaciones, el cuidado de las heridas, la dieta y la medicación.
- Prevención de recidivas:
  - **Consejo dietético**: Evite los alimentos que le provoquen hinchazón o gases.
  - **Control de la medicación**: Ciertos medicamentos pueden aumentar el riesgo de íleo paralítico.
  - **Rehabilitación física**: El ejercicio ligero puede ayudar a estimular la motilidad intestinal.

La obstrucción intestinal es una afección grave que requiere una intervención rápida y adecuada. La gestión de enfermería, desde la evaluación inicial hasta los cuidados postoperatorios, es esencial para garantizar la seguridad y el bienestar del paciente. La formación continua y el perfeccionamiento de las habilidades permiten a las enfermeras proporcionar cuidados de calidad y apoyar a los pacientes en cada fase de su recuperación.

Otras emergencias potenciales y su gestión.

En gastroenterología, además de la hemorragia y la obstrucción intestinal, pueden surgir otras emergencias. La intervención rápida es crucial, y los cuidados de enfermería son fundamentales para la gestión de estas situaciones.

- Perforación gastrointestinal:
    - **Signos**: Dolor abdominal intenso, abdomen rígido ("barriga de madera"), fiebre, signos de shock.
    - **Tratamiento**: Ayuno, bypass gástrico para descompresión, antibióticos, cirugía de urgencia.
- Pancreatitis aguda:
    - **Signos**: Dolor abdominal intenso irradiado a la espalda, náuseas, vómitos, distensión abdominal.
    - **Tratamiento**: Ayuno, analgésicos, rehidratación, tratamiento de los desequilibrios electrolíticos.
- Várices esofágicas sangrantes:
    - **Signos**: Vómitos de sangre, melena, hipotensión.
    - **Manejo**: Fármacos vasoconstrictores, endoscopia para ligadura o escleroterapia, catéter Blakemore para hemorragia incontrolada.
- Apendicitis aguda:
    - **Signos**: Dolor en el cuadrante inferior derecho, fiebre, náuseas.
    - **Manejo**: Cirugía de urgencia para extirpar el apéndice, antibióticos.

- Colecistitis aguda:
    - **Signos**: Dolor en el cuadrante superior derecho, fiebre, náuseas, vómitos.
    - **Manejo**: ayuno, antibióticos, analgésicos, colecistectomía.
- Isquemia intestinal:
    - **Signos**: Dolor abdominal repentino e intenso, diarrea sanguinolenta, distensión.
    - **Tratamiento**: Revascularización, cirugía para extirpar segmentos necróticos, antibióticos.
- Hepatitis fulminante:
    - **Signos**: Ictericia, alteración de la conciencia, hemorragia.
    - **Manejo**: Monitorización en la unidad de cuidados intensivos, trasplante de hígado como último recurso.
- **Síndrome del intestino corto** (después de una cirugía extensa) :
    - **Signos**: Diarrea, pérdida de peso, deficiencias nutricionales.
    - **Tratamiento**: Suplementos nutricionales, fármacos para ralentizar el tránsito, posiblemente transplante intestinal.

Cada emergencia gastrointestinal presenta retos únicos de diagnóstico y gestión. Las enfermeras deben estar bien formadas para reconocer los primeros signos y síntomas de estas afecciones, iniciar los primeros auxilios y colaborar con un equipo multidisciplinar para garantizar una gestión integral. La formación continua y la actualización periódica de los conocimientos son esenciales para garantizar una atención óptima a los pacientes en situaciones de emergencia.

Capítulo 8

TRABAJO EN EQUIPO: UNA SINERGIA NECESARIA

Colaboración con gastroenterólogos.

La estrecha colaboración entre enfermeras y gastroenterólogos es crucial para garantizar una atención óptima al paciente. Esta colaboración no se limita a la realización de las prescripciones, sino que se extiende a la comunicación, la planificación de los cuidados, la educación del paciente y mucho más.

- Evaluación inicial del paciente:
    - **Realización del historial**: las enfermeras suelen realizar un historial médico detallado del paciente y pueden identificar información clave para el gastroenterólogo.
    - **Preparación de pruebas**: Ayudar a coordinar y preparar a los pacientes para los exámenes endoscópicos u otras investigaciones.
- Planificación de los cuidados:
    - **Discusión de casos complejos**: intercambio de información sobre el paciente para elaborar un plan de cuidados adecuado.
    - **Participación en las rondas médicas**: actualizaciones sobre el estado del paciente, los síntomas y la respuesta al tratamiento.
- Procedimientos y tratamientos:
    - **Asistencia durante la endoscopia**: preparación del paciente, seguimiento durante el procedimiento y control postoperatorio.
    - **Administración de la medicación**: Vigile las respuestas, los efectos secundarios y comunique cualquier preocupación al médico.
- Educación del paciente:
    - **Preparación para los procedimientos**: explicar qué esperar, responder a las preguntas.

- **Controlar los medicamentos**: educar a los pacientes sobre la dosis, los efectos secundarios y las posibles interacciones.
- **Dieta y nutrición**: ofrecer asesoramiento sobre dietas especiales, nutrición enteral o parenteral.
- Investigación y formación continua:
  - **Participación en estudios clínicos**: las enfermeras pueden ayudar en la recogida de datos y el seguimiento de los pacientes.
  - **Cursos de formación conjuntos**: Asista a seminarios, conferencias o talleres para mantenerse al día de los últimos avances.
- Comentarios y recomendaciones:
  - **Retroalimentación**: Las enfermeras suelen ser las primeras en observar los cambios en el estado del paciente y pueden recomendar ajustes en los cuidados o el tratamiento.
  - **Mejorar la calidad de la atención**: Sugerir mejoras basadas en las observaciones diarias o en los comentarios de los pacientes.

La colaboración entre enfermeras y gastroenterólogos es simbiótica, ya que cada profesional aporta sus conocimientos y experiencia en beneficio del paciente. La comunicación abierta, el respeto mutuo y una comprensión clara de las funciones de cada uno son esenciales para garantizar esta fructífera colaboración y proporcionar unos cuidados de la máxima calidad.

El papel de los auxiliares de enfermería y otro personal paramédico.

En el contexto de la gastroenterología, los camilleros y demás personal paramédico desempeñan un papel esencial para garantizar una atención integral al paciente.

Su contribución va mucho más allá de la asistencia básica y es crucial para el buen funcionamiento del departamento.

- Asistentes de cuidado:
    - **Apoyo diario**: Ayudar a los pacientes con las actividades diarias como lavarse, vestirse y desplazarse.
    - **Constantes vitales**: Control regular de las constantes vitales y notificación de cualquier anomalía.
    - **Alimentación e hidratación**: Ayude a los pacientes a comer y beber, teniendo cuidado de respetar cualquier requisito dietético especial.
    - **Muestras**: Recogida de muestras de orina o heces cuando sea necesario.
    - **Comunicación**: actuar como intermediario entre el paciente, la familia y el equipo médico, e identificar las necesidades no verbales de los pacientes.
- Fisioterapeutas:
    - **Rehabilitación postoperatoria**: Ayudar a los pacientes a recuperarse tras una intervención quirúrgica o una larga estancia en el hospital.
    - **Ejercicios de respiración**: Esenciales para los pacientes que han sido sometidos a cirugía abdominal.
    - **Movilización precoz**: Fomentar la movilidad para prevenir complicaciones como la trombosis venosa profunda.
- Dietistas:
    - **Evaluación nutricional**: Analizar el estado nutricional del paciente para recomendar una dieta adecuada o suplementos.
    - **Consejos dietéticos específicos**: Por ejemplo, para pacientes que padecen una

enfermedad inflamatoria intestinal o malabsorción.

- **Gestión de la nutrición enteral y parenteral**: supervise a los pacientes que reciben nutrición especializada.
- Trabajadores sociales:
  - **Apoyo emocional**: Ayudar a los pacientes y a sus familias a hacer frente a la enfermedad, la hospitalización o las situaciones estresantes.
  - **Orientación**: Ayudar a planificar el alta hospitalaria, encontrar recursos comunitarios, organizar la rehabilitación o los cuidados a domicilio.
- Técnicos de laboratorio:
  - **Análisis**: Realización de pruebas en muestras de sangre, orina o heces para ayudar al diagnóstico o al seguimiento.
  - **Informes**: Comunique rápidamente los resultados anormales para que puedan tomarse medidas inmediatas.

El personal paramédico, en estrecha colaboración con las enfermeras y los médicos, garantiza una atención integral al paciente. Cada miembro aporta una experiencia única, que contribuye a la riqueza y eficacia de los cuidados prestados en gastroenterología. El reconocimiento, la formación continua y la buena comunicación dentro de este equipo son esenciales para optimizar la calidad de los cuidados.

Reuniones departamentales y la continuidad de la atención.

La continuidad de los cuidados es un pilar central de la medicina moderna. Para los pacientes que sufren patologías gastroenterológicas, que a menudo son complejas y requieren una gestión multidisciplinar, garantizar la continuidad de la atención es crucial. Las reuniones de servicio desempeñan un papel clave para garantizar que todos los profesionales implicados estén en la misma longitud de onda y trabajen juntos por el bienestar del paciente.

- Importancia de las reuniones de departamento:
  - **Intercambio de información**: Permiten al equipo debatir casos complejos, compartir información relevante y aportar diferentes perspectivas a una situación.
  - **Planificación de los cuidados**: definir las etapas de los cuidados, organizar los procedimientos, asignar funciones y responsabilidades.
  - **Actualización de protocolos**: Discusión de nuevas directrices y estudios recientes, y actualización de los procedimientos y protocolos asistenciales en consecuencia.
- Puntos clave debatidos en las reuniones:
  - **Revisión de casos**: Presentación de pacientes ingresados, su historia, progresos y retos.
  - **Educativo**: Presentación de nuevas técnicas, medicamentos o investigaciones relevantes para el departamento.
  - **Organización**: planificación de vacaciones, asignación de tareas, gestión de recursos y equipos.
- Continuidad de la atención y transición entre equipos:
  - **Comunicación eficaz**: Asegurarse de que la información clave se transmite entre los equipos cuando se cambia de departamento o se da el alta a los pacientes.

- **Historiales médicos**: Asegurarse de que están actualizados, son accesibles y comprensibles para todos los profesionales implicados.
- **Seguimiento posthospitalario**: Coordinación con los médicos tratantes, atención domiciliaria, servicios de rehabilitación o cualquier otro servicio externo.
- Implicar a los pacientes y a sus familias:
  - **Educación**: Proporcionar información sobre la enfermedad, los tratamientos, los posibles efectos secundarios y qué hacer en casa.
  - **Retroalimentación**: Solicitar la opinión de los pacientes y sus familiares sobre su experiencia asistencial, para mejorar constantemente la calidad del servicio.
  - **Planificación del alta**: Garantizar una transición fluida del paciente a su domicilio o a otra institución.

Las reuniones de departamento no son sólo reuniones administrativas. Constituyen el núcleo de la estrategia de atención al paciente en gastroenterología. Al asegurar una comunicación fluida entre los profesionales e implicar activamente a los pacientes y sus familias, garantizan la continuidad de los cuidados, la seguridad de los pacientes y, en última instancia, la excelencia clínica.

Capítulo 9

PREVENCIÓN Y EDUCACIÓN EN GASTROENTEROLOGÍA

Promover una alimentación sana y una hidratación adecuada.

En el campo de la gastroenterología, la dieta y la hidratación desempeñan un papel fundamental. Una dieta sana y una hidratación adecuada no sólo pueden prevenir un gran número de enfermedades gastrointestinales, sino también optimizar el proceso de curación cuando ya se padece una afección. En este capítulo, analizamos la íntima relación entre el tracto digestivo y lo que comemos, así como la importancia de que el personal médico promueva buenos hábitos.

- El papel de la dieta en la gastroenterología:
    - **Prevención de enfermedades**: Una dieta equilibrada puede reducir el riesgo de numerosas patologías como la gastritis, la enfermedad inflamatoria intestinal y ciertos cánceres.
    - **Terapia nutricional**: En algunos casos, la alimentación puede utilizarse como tratamiento, por ejemplo en el caso de dietas de evitación o dietas específicas para determinadas afecciones.
- Principales nutrientes y su impacto en el sistema digestivo:
    - **Fibra**: Esencial para la salud del colon, previene el estreñimiento y reduce el riesgo de diverticulosis.
    - **Probióticos y prebióticos**: beneficiosos para la flora intestinal, pueden desempeñar un papel en el tratamiento y la prevención del síndrome del intestino irritable.
    - **Grasas**: Consúmalas con moderación, ya que un exceso puede provocar problemas digestivos.

- **Proteínas**: Necesarias para la reparación y renovación de las células de la mucosa gastrointestinal.
- La importancia de la hidratación:
  - **Papel en la digestión**: El agua facilita el paso de los alimentos por el tubo digestivo y contribuye a la formación de las heces.
  - **Prevención del** estreñimiento: Una hidratación suficiente es esencial para prevenir el estreñimiento, un problema frecuente en gastroenterología.
- Consejos prácticos para fomentar una alimentación sana:
  - **Educación del paciente**: Organice talleres o sesiones informativas sobre nutrición.
  - **Trabajar con dietistas**: Pueden proporcionar consejos específicos adaptados a cada paciente.
  - **Provisión de recursos**: Proporcione folletos, hojas informativas o sitios web de referencia sobre alimentación y gastroenterología.
- Retos y obstáculos para una buena nutrición:
  - **Acceso a alimentos de calidad**: No todos los pacientes tienen acceso a una dieta sana y equilibrada.
  - **Factores culturales**: Ciertos alimentos o hábitos alimentarios pueden estar arraigados en la cultura del paciente.
  - **Comorbilidades**: Ciertas enfermedades o tratamientos pueden afectar al apetito o a la capacidad de comer.

Promover una alimentación sana y una hidratación adecuada es un aspecto fundamental de los cuidados gastroenterológicos. Mediante la educación y una estrecha colaboración con otros profesionales sanitarios, las enfermeras pueden desempeñar un papel activo en la mejora de la calidad de vida de los pacientes y en la prevención de las enfermedades gastrointestinales.

La importancia de la detección precoz enfermedades gastrointestinales.

El tubo digestivo es un órgano complejo en el que se producen numerosas patologías, desde dolencias menores hasta enfermedades graves que pueden poner en peligro la vida. En este contexto, la detección precoz de las enfermedades gastrointestinales es de vital importancia. No sólo permite intervenir en una fase en la que la enfermedad es más fácilmente tratable, sino también, en algunos casos, evitar que aparezca en primer lugar.

- Prevenir antes que curar:
    - **Reducción de la mortalidad**: La detección precoz del cáncer colorrectal, por ejemplo, puede reducir considerablemente el riesgo de muerte al detectar y tratar las lesiones precancerosas.
    - **Menos invasivo y costoso**: Tratar una enfermedad en una fase temprana puede evitar a menudo procedimientos médicos engorrosos, invasivos y costosos.
- Enfermedades gastrointestinales comúnmente examinadas:
    - **Cáncer colorrectal**: Pruebas de cribado como las pruebas de sangre oculta en heces o la colonoscopia pueden identificar pólipos o tumores en una fase temprana.
    - **Celiaquía**: Los análisis de sangre pueden identificar esta enfermedad autoinmune antes de que aparezcan síntomas graves.

- **Hepatitis vírica:** Un cribado regular puede detectar estas infecciones antes de que deriven en cirrosis o cáncer de hígado.
- Factores de riesgo y poblaciones objetivo:
  - **Antecedentes familiares:** Ciertas enfermedades gastrointestinales tienen un componente hereditario, lo que justifica el cribado precoz de los individuos de riesgo.
  - **Edad:** Enfermedades como el cáncer colorrectal son más frecuentes a partir de cierta edad, de ahí la necesidad de realizar revisiones periódicas a las poblaciones afectadas.
  - **Exposiciones específicas:** Por ejemplo, las personas que han estado expuestas a determinadas infecciones, fármacos o sustancias químicas pueden requerir un cribado específico.
- Sensibilización y educación:
  - **Campañas de información:** Sensibilizar a la población sobre la importancia del cribado mediante campañas en los medios de comunicación, talleres y folletos.
  - **Consultas médicas:** Aproveche cada visita al médico para evaluar la necesidad de someterse a un cribado.
- Los retos del cribado:
  - **Cumplimiento por parte del paciente:** Algunos pacientes pueden ser reacios a someterse a las pruebas de cribado por miedo, negación o falta de conocimiento.
  - **Acceso a la atención sanitaria:** En determinadas regiones o poblaciones, el acceso a las pruebas de cribado puede ser limitado debido a restricciones financieras o geográficas.

Conclusión:
La detección precoz de las enfermedades gastrointestinales es un paso crucial hacia la prevención, el tratamiento y la gestión eficaces. Con una correcta concienciación de los riesgos y una estrecha colaboración entre los profesionales sanitarios y los pacientes, es posible reducir considerablemente la carga que estas enfermedades suponen para la sociedad.

Sensibilización sobre las enfermedades relacionados con el tabaco y el alcohol.

El tabaquismo y el consumo excesivo de alcohol se encuentran entre las principales causas evitables de morbilidad y mortalidad en todo el mundo. Además de sus conocidos efectos sobre los pulmones y el hígado, estos dos factores de riesgo también tienen importantes repercusiones en el sistema gastrointestinal. Sensibilizar a la población sobre estos peligros es esencial para prevenir y limitar los daños causados.

- El tabaquismo y el sistema gastrointestinal:
  - **Cáncer de esófago y estómago**: Fumar aumenta significativamente el riesgo de desarrollar estos tipos de cáncer.
  - **Enfermedad inflamatoria intestinal**: Fumar se asocia a una evolución más grave de la enfermedad de Crohn y puede influir en la respuesta al tratamiento.
  - **Enfermedad por reflujo gastroesofágico**: Fumar debilita el esfínter del esófago, lo que aumenta el riesgo de reflujo ácido.
- El alcohol y sus efectos en el tubo digestivo:
  - **Cirrosis y cáncer de hígado**: El alcohol es una de las principales causas de cirrosis y

también aumenta el riesgo de cáncer de hígado.

- **Pancreatitis alcohólica**: El consumo excesivo puede inflamar el páncreas, causando dolor y disfunción.

- **Gastritis alcohólica**: El alcohol puede irritar el revestimiento del estómago, provocando una inflamación.

- Poblaciones de riesgo:

  - **Adultos jóvenes**: Los jóvenes suelen estar expuestos a la presión social para beber alcohol y empezar a fumar.

  - **Pacientes con antecedentes familiares**: Las personas con antecedentes familiares de afecciones relacionadas con el alcohol o el tabaco deben estar especialmente atentas.

- Estrategias de sensibilización:

  - **Educación desde una edad temprana**: Introducir programas de prevención en las escuelas para concienciar desde el principio.

  - **Campañas publicitarias**: utilizar los medios de comunicación para difundir mensajes de concienciación contundentes que muestren las consecuencias del tabaquismo y del abuso del alcohol.

  - **Consultas específicas**: Ofrezca sesiones de concienciación y destete en los centros de salud.

- Colaboración multidisciplinar:

  - **Trabajar con especialistas en adicciones**: Los especialistas en adicciones desempeñan un papel clave en la atención global de los pacientes.

  - **Intervención de psicólogos**: Para comprender y tratar las razones subyacentes de la adicción.

- Los retos de la sensibilización:
  - **Estigmatización**: Los pacientes pueden sentirse juzgados o avergonzados, lo que puede ser un obstáculo para buscar ayuda.
  - **Creencias culturales y sociales**: En algunas culturas, el consumo de alcohol o tabaco está muy arraigado, lo que hace que la concienciación sea más compleja.

El tabaquismo y el consumo excesivo de alcohol tienen efectos devastadores en el sistema gastrointestinal, entre otros sistemas corporales. La concienciación activa y continua es la clave para reducir la prevalencia de estos hábitos nocivos y sus consecuencias. Combinando los esfuerzos de los profesionales sanitarios, los educadores y los medios de comunicación, es posible marcar una diferencia significativa y salvar muchas vidas.

Capítulo 10

REFLEXIONES Y TESTIMONIOS: LA VIDA COTIDIANA VISTA DESDE DENTRO

Testimonios de enfermeras experimentadas: retos, éxitos y momentos memorables.

Testimonio 1 - Léa, 15 años de servicio

"Cuando empecé mi carrera en gastroenterología, me impresionó la complejidad de los procedimientos y los equipos. El mayor reto fue conseguir mantener la calma y tranquilizar a los pacientes durante los procedimientos de endoscopia, al tiempo que controlaba mi propia ansiedad. Pero con el tiempo, la experiencia y el apoyo de mi equipo, desarrollé un nivel de comodidad. El día que fui capaz de gestionar por mí misma una urgencia de hemorragia digestiva fue un punto de inflexión en mi carrera, demostrándome que era mucho más capaz de lo que imaginaba."

Testimonio 2 - Omar, 20 años de servicio

"Uno de mis momentos más memorables fue atender a una joven paciente con la enfermedad de Crohn. Ver su lucha diaria me recordó por qué había elegido esta profesión. Ayudar a los pacientes a controlar enfermedades crónicas es un recordatorio constante de la fragilidad de la vida y de la importancia de nuestro papel. Cuando volvió, años más tarde, sólo para darme las gracias, me reafirmó en que nuestro trabajo es mucho más que la atención médica; se trata de construir relaciones."

Testimonio 3 - Fátima, 18 años de servicio

"Trabajar en gastroenterología presenta retos constantes, desde mantenerse al día de los últimos avances tecnológicos hasta enfrentarse a situaciones delicadas. Pero uno de los logros de los que me siento más orgullosa es ser mentora de jóvenes enfermeras. Transmitirles mis conocimientos y ver su pasión y determinación por desarrollarse es sumamente gratificante. Cada vez que una enfermera a la que he formado tiene éxito, siento que es mi propio éxito".

Testimonio 4 - Benjamin, 25 años de servicio
"Uno de los mayores retos a los que me he enfrentado a lo largo de los años es la comunicación con pacientes de culturas e idiomas diferentes. Tuve un paciente que hablaba muy poco nuestro idioma y estaba muy ansioso por su colonoscopia. Con paciencia, gestos y la ayuda de un traductor, conseguimos tranquilizarle. Después del procedimiento, dibujó un corazón en un trozo de papel y me lo dio. Me recordó que la compasión es un lenguaje universal".

Los testimonios de las enfermeras de gastroenterología ponen de relieve el lado humano de la profesión, los retos a los que se enfrentan, pero también los momentos de éxito y realización. A pesar de la complejidad técnica de la especialidad, es la interacción humana, la capacidad de marcar la diferencia en la vida de los pacientes, lo que sigue estando en el centro de su experiencia.

Lecciones aprendidas a lo largo de los años.

A lo largo de su carrera en gastroenterología, las enfermeras acumulan un cúmulo de experiencias y lecciones que conforman no sólo su práctica profesional, sino también su perspectiva personal. He aquí algunas lecciones clave, mencionadas a menudo por profesionales con años de experiencia en este campo:

- **La importancia de la escucha activa**: Los pacientes, en toda su vulnerabilidad, necesitan ser escuchados. La escucha activa no sólo conduce a un mejor diagnóstico y cuidado, sino también a una relación de confianza entre la enfermera y el paciente.

- **La adaptabilidad es clave**: La medicina evoluciona constantemente, al igual que las tecnologías y los protocolos. Las enfermeras deben estar preparadas para aprender y adaptarse a lo largo de su carrera para ofrecer los mejores cuidados posibles.
- **Cuidar por encima de todo**: No se trata sólo de dominar una técnica o un protocolo. El cuidado, la empatía y la compasión son fundamentales en el papel de la enfermera. Estas cualidades pueden marcar la diferencia en la experiencia de un paciente.
- **La colaboración es esencial**: el trabajo en equipo con médicos, auxiliares de cuidados y otros profesionales sanitarios es crucial. Una comunicación abierta y respetuosa es la clave para garantizar una atención fluida y eficaz.
- **La prevención es tan importante como el tratamiento**: Educar a los pacientes sobre la prevención, ya sea en términos de dieta, estilo de vida o concienciación sobre los riesgos, es a menudo tan importante como el propio tratamiento.
- **La importancia del autocuidado**: A menudo las enfermeras están tan centradas en el bienestar de sus pacientes que se olvidan del suyo propio. Tomarse tiempo para uno mismo, reconocer las propias limitaciones y buscar apoyo cuando sea necesario son esenciales para una carrera sostenible y satisfactoria.
- **Cada paciente es único**: aunque los síntomas puedan ser similares, cada paciente es un individuo con sus propias experiencias, preocupaciones y necesidades. Es esencial un enfoque individualizado de la atención.
- **La importancia de la formación continua**: la gastroenterología es un campo en constante evolución. El compromiso con la formación continua garantiza que las enfermeras se mantengan a la vanguardia de las mejores prácticas y tratamientos.

- **La paciencia es una virtud**: Tanto si se trata de esperar resultados como de gestionar los miedos de un paciente o de dominar una nueva habilidad, la paciencia suele ser una de las herramientas más valiosas de una enfermera.
- **El poder de la gratitud**: Un simple agradecimiento de un paciente, un reconocimiento de una familia o incluso un momento de satisfacción personal tras un día difícil - estos pequeños momentos de gratitud nos recuerdan la razón profunda por la que elegimos esta profesión.

Más allá de las habilidades técnicas y los conocimientos médicos, a menudo son las lecciones intangibles, aprendidas a través de la interacción humana y los retos de la vida cotidiana, las que resuenan más profundamente en las enfermeras de gastroenterología. Estas lecciones no sólo dan forma a sus carreras, sino que también enriquecen sus vidas de forma inconmensurable.

Consejos para los recién llegados al departamento.

Empezar en un departamento de gastroenterología, o en cualquier departamento médico, puede ser a la vez emocionante e intimidante. Es un mundo rico en aprendizaje, experiencia humana y retos técnicos. He aquí algunos consejos para quienes dan sus primeros pasos en esta especialidad:

- **Acepte el aprendizaje permanente**: no espere saberlo todo desde el principio. La medicina es un campo en constante evolución, y la gastroenterología no es una excepción. Sea curioso y esté abierto a nuevos conocimientos.

- **Pida ayuda cuando la necesite**: Nadie espera que lo sepa todo. Si no está seguro o tiene dudas, pida consejo a sus colegas más experimentados. Es un signo de profesionalidad, no de debilidad.

- **Construya relaciones sólidas con su equipo**: el trabajo en equipo es crucial en este negocio. Conozca a sus colegas, entienda sus puntos fuertes y débiles y construya un fuerte espíritu de equipo.

- **Sea paciente y empático consigo mismo**: Como en cualquier nuevo papel, habrá días difíciles. Es importante recordar que cada error es una oportunidad de aprendizaje.

- **Familiarícese con el equipo**: La gastroenterología utiliza muchos equipos específicos. Tómese el tiempo necesario para conocerlos, aprenda a utilizarlos y, sobre todo, comprenda su importancia para el paciente.

- **Dar prioridad a la comunicación**: La comunicación clara con los pacientes, las familias y el equipo es esencial. Esto ayuda a prevenir errores, educar eficazmente y generar confianza.

- **Participe en cursos de formación y talleres**: Aproveche todas las oportunidades de formación continua que se le ofrecen, ya sean seminarios, talleres o lecturas.

- **Mantenga una perspectiva global**: no se pierda en los detalles a expensas de la visión de conjunto. Cada paciente es un individuo con su propia historia, preocupaciones y necesidades.

- **Desarrolle rutinas de relajación**: El estrés es inherente a esta profesión. Encuentre técnicas que le permitan relajarse y descomprimirse después de un día de trabajo, ya sea la meditación, el deporte, la lectura o cualquier otra afición.

- **Mantenga la pasión**: Recuerde siempre por qué eligió esta carrera. Es esta pasión la que le guiará a través de los retos y le ayudará a encontrar satisfacción en su trabajo.

Las primeras etapas de una carrera en gastroenterología pueden parecer desalentadoras, pero con la actitud adecuada, apoyo y ganas de aprender, puede ser uno de los viajes más gratificantes de su vida profesional. Cada día trae consigo nuevos descubrimientos, interacciones significativas y oportunidades de influir positivamente en la vida de los pacientes.

Capítulo 11

FARMACOLOGÍA EN GASTROENTEROLOGÍA

Medicamentos de uso común y sus indicaciones.

La gastroenterología abarca una amplia gama de afecciones, y muchos medicamentos se utilizan para prevenir, tratar o controlar estas enfermedades. He aquí una lista no exhaustiva de los medicamentos utilizados habitualmente en este campo, con sus principales indicaciones:

- Antiácidos e inhibidores de la bomba de protones (IBP) :
  - Ejemplos: Omeprazol (Mopral®), Esomeprazol (Nexium®), Lansoprazol (Lanzor®)
  - Indicaciones: Enfermedad por reflujo gastroesofágico (ERGE), gastritis, úlceras gástricas y duodenales, síndrome de Zollinger-Ellison.
- Antiespasmódicos :
  - Ejemplos: Cloroglucinol (Spasfon®), Diciclomina (Bentyl®)
  - Indicaciones: Tratamiento del dolor asociado a los espasmos intestinales, síndrome del intestino irritable.
- Procinéticos :
  - Ejemplos: Metoclopramida (Primpéran®), Domperidona (Motilium®)
  - Indicaciones: Náuseas y vómitos, gastroparesia, reflujo gastroesofágico.
- Agentes de recubrimiento :
  - Ejemplos: Sucralfato (Ulcar®)
  - Indicaciones: Gastritis, úlceras gástricas y duodenales.
- Antidiarreicos :
  - Ejemplos: Loperamida (Imodium®), Racecadotril (Tiorfan®)

- Indicaciones : Diarrea aguda o crónica.
- Laxantes :
  - Ejemplos: Bisacodilo (Dulcolax®), Macrogol (Forlax®), Lactulosa (Duphalac®)
  - Indicaciones: Estreñimiento.
- Antieméticos :
  - Ejemplos: ondansetrón (Zophren®), granisetrón (Kytril®)
  - Indicaciones: Náuseas y vómitos, incluidos los inducidos por la quimioterapia.
- Agentes antiinflamatorios para el tracto digestivo :
  - Ejemplos: Mesalazina (Pentasa®), Budesonida (Entocort®)
  - Indicaciones: enfermedad de Crohn, rectocolitis hemorrágica.
- Antibióticos específicos para el aparato digestivo :
  - Ejemplos: Rifaximina (Xifaxan®)
  - Indicaciones: Síndrome del intestino irritable con diarrea predominante, encefalopatía hepática.
- Agentes antivirales :
  - Ejemplos: Entecavir (Baraclude®), Tenofovir (Viread®)
  - Indicaciones: Hepatitis B crónica.
- Protectores hepáticos :
  - Ejemplos: Ácido ursodesoxicólico (Delursan®)
  - Indicaciones: Colangitis biliar primaria, cirrosis biliar.
- Probióticos :
  - Ejemplos: Lactobacillus, Bifidobacterium
  - Indicaciones: Mantenimiento de la flora intestinal, prevención y tratamiento de la diarrea asociada a los antibióticos.

Esta lista es sólo una visión general de los medicamentos utilizados en gastroenterología. Es esencial que las enfermeras comprendan no sólo las indicaciones, sino también las interacciones, los efectos secundarios y las contraindicaciones de estos medicamentos para garantizar que los pacientes reciban un tratamiento seguro.

Interacciones medicamentosas a tener en cuenta.

Las interacciones farmacológicas son cambios en la eficacia o toxicidad de un fármaco cuando se administra con otro medicamento, alimento o incluso bebida. En gastroenterología, dada la amplia gama de fármacos utilizados, es esencial vigilar de cerca estas interacciones para garantizar la seguridad del paciente. He aquí algunas interacciones farmacológicas comunes e importantes en este campo:

- Inhibidores de la bomba de protones (IBP) :
  - **Clopidogrel**: Los IBP pueden reducir la eficacia del clopidogrel, aumentando el riesgo de episodios cardiovasculares.
  - **Antifúngicos azólicos**: Los IBP pueden reducir la absorción de antifúngicos azólicos como el ketoconazol y el itraconazol.
- Antiespasmódicos :
  - **Anticolinérgicos**: La combinación de antiespasmódicos con otros fármacos anticolinérgicos puede aumentar el riesgo de efectos secundarios como sequedad de boca, estreñimiento y confusión.
- Procinéticos (por ejemplo, metoclopramida) :
  - **Antipsicóticos**: Mayor riesgo de efectos extrapiramidales cuando se toman conjuntamente metoclopramida y antipsicóticos.

- **Digoxina**: La metoclopramida puede aumentar la absorción de digoxina, incrementando así el riesgo de toxicidad.
- **Mesalazina** (utilizada en la enfermedad inflamatoria intestinal) :
  - **Azatioprina y 6-mercaptopurina**: La combinación puede aumentar el riesgo de mielosupresión.
- Rifaximina :
  - **Anticoagulantes orales**: La rifaximina puede aumentar los niveles de los anticoagulantes orales, incrementando el riesgo de hemorragia.
- Laxantes estimulantes (por ejemplo, Bisacodyl) :
  - **Diuréticos y corticosteroides**: Mayor riesgo de desequilibrio electrolítico y deshidratación.
- Agentes antiinflamatorios para el tracto digestivo (como la budesonida):
  - **Inhibidores del CYP3A4** (por ejemplo, ketoconazol, eritromicina): Mayor riesgo de toxicidad sistémica debido a la budesonida.
- Ácido ursodesoxicólico :
  - **Clofibrato, anticonceptivos orales y estrógenos**: Estos fármacos pueden aumentar la secreción hepática de colesterol, reduciendo la eficacia del ácido ursodesoxicólico.

Estas interacciones son sólo algunas de las muchas posibles en gastroenterología. El control de las interacciones farmacológicas es una responsabilidad compartida entre médicos, enfermeras y farmacéuticos. La comunicación abierta y continua entre estos profesionales es crucial para prevenir interacciones indeseables y garantizar una atención óptima al paciente.

Administración y supervisión efectos secundarios.

La forma de administrar un fármaco puede afectar en gran medida a su eficacia, mientras que la vigilancia de los efectos secundarios es crucial para garantizar la seguridad del paciente. En gastroenterología, como en otras especialidades médicas, el conocimiento de estos dos aspectos es vital.

Administración de medicamentos :
- **Vía de administración**: Algunos medicamentos pueden administrarse por vía oral, intravenosa, rectal o subcutánea. La elección de la vía depende del estado del paciente, la naturaleza del fármaco y su mecanismo de acción.
- **Horarios de administración**: Algunos fármacos, como los IBP, son más eficaces cuando se administran antes de las comidas para maximizar su efecto en la reducción de la acidez gástrica.
- **Interacciones con los alimentos**: Algunos medicamentos pueden interactuar con los alimentos, ya sea reduciendo su absorción o aumentando el riesgo de efectos secundarios. Por ejemplo, tomar alcohol con ciertos medicamentos puede agravar el daño hepático o aumentar el riesgo de hemorragias.

Seguimiento de los efectos secundarios :
- Efectos gastrointestinales comunes :
  - Diarrea, estreñimiento, náuseas, vómitos.
  - Dolor abdominal, hinchazón.
  - Cambios en el color o la consistencia de las heces.
- Efectos sistémicos :
  - Erupciones cutáneas, picores.
  - Mareos, dolores de cabeza, confusión.
  - Cambios en la función renal o hepática, que pueden evaluarse mediante análisis de sangre.

- Reacciones alérgicas :
    - Urticaria, edema, dificultades respiratorias.
    - En caso de reacción alérgica grave, es necesaria una intervención rápida.
- **Control de las constantes vitales**: Algunos medicamentos pueden afectar a la tensión arterial, la frecuencia cardiaca o la respiración.
- **Efectos a largo plazo**: Algunos medicamentos, cuando se utilizan a largo plazo, pueden tener efectos secundarios acumulativos o efectos retardados. Es esencial acudir a citas regulares para controlar estos efectos.
- **Control de las interacciones entre medicamentos**: La combinación de varios medicamentos puede provocar nuevos efectos secundarios o reforzar los efectos indeseables de cada uno de ellos.
- **Educación del paciente**: Los pacientes deben estar informados sobre los posibles efectos secundarios de los medicamentos que toman. Una comunicación abierta permitirá a los pacientes informar rápidamente de cualquier efecto adverso, mejorando así su seguridad.

La administración adecuada de los medicamentos y la supervisión cuidadosa de los efectos secundarios son esenciales para el tratamiento seguro y eficaz de los pacientes gastroenterológicos. Las enfermeras desempeñan un papel clave en este sentido, actuando como primera línea de defensa en la identificación y gestión de los efectos secundarios de los medicamentos.

Capítulo 12

CUIDADOS POSTOPERATORIOS ESPECÍFICOS

Tratamiento del dolor y complicaciones posquirúrgicas.

El dolor y las complicaciones posquirúrgicas son preocupaciones habituales en gastroenterología, dada la naturaleza invasiva de muchos procedimientos. Las enfermeras, junto con todo el equipo médico, desempeñan un papel esencial en la gestión, prevención y alivio de estos problemas.

1. Tratamiento del dolor:
Evaluación del dolor :
  • Uso de escalas de dolor, como la escala analógica visual, para cuantificar el dolor.
  • Tenga en cuenta factores como la localización, la duración, la intensidad y el tipo de dolor (punzante, quemante, etc.).
Intervenciones farmacológicas :
  • Analgésicos no opiáceos: paracetamol, antiinflamatorios no esteroideos (AINE), etc.
  • Analgésicos opiáceos: morfina, oxicodona, etc. Utilícelos con precaución.
  • Medicación coadyuvante: antiespasmódicos, antidepresivos tricíclicos o antiepilépticos para el dolor neuropático.
Intervenciones no farmacológicas :
  • Técnicas de relajación y meditación.
  • Aplicación de calor o frío en la zona dolorida.
  • Terapias complementarias como la acupuntura y la masoterapia.
2. Complicaciones posquirúrgicas:
Infecciones :
  • Vigilancia de signos de infección como fiebre, enrojecimiento, supuración purulenta y edema.
  • Administración de antibióticos profilácticos o terapéuticos según esté indicado.

Hemorragia :
- Control regular de los apósitos y drenajes para detectar hemorragias excesivas.
- Control de parámetros sanguíneos como la hemoglobina y el hematocrito.
- Administración de productos sanguíneos según sea necesario.

Íleo postoperatorio (enlentecimiento o detención del tránsito intestinal) :
- Monitorización de los ruidos intestinales.
- Fomentar la movilización temprana.
- Gestión de la nutrición, empezando con líquidos claros y luego progresando con cautela hacia los alimentos sólidos.

Complicaciones pulmonares (como atelectasia o neumonía) :
- Fomente los ejercicios de respiración profunda y la tos.
- Uso de un espirómetro de incentivo.
- Movilización precoz del paciente.

Tromboembolismo venoso :
- Uso de medias de compresión o dispositivos de compresión neumática.
- Movilización temprana.
- Profilaxis medicamentosa con anticoagulantes si está indicada.

Complicaciones relacionadas con las heridas :
- Esté atento a los signos de dehiscencia (separación de los bordes de la herida) o evisceración (protrusión de órganos internos a través de la herida).
- Mantenga la herida limpia y seca.

La gestión del dolor y de las complicaciones posquirúrgicas es un delicado equilibrio que requiere una vigilancia constante y una intervención rápida. Las enfermeras de gastroenterología deben colaborar estrechamente con cirujanos, anestesistas y otros miembros del equipo sanitario para garantizar el confort y la seguridad de los pacientes durante su recuperación.

Supervisión signos de complicaciones.

La monitorización es un elemento clave en la gestión de los pacientes gastroenterológicos. La identificación precoz de los signos de posibles complicaciones puede marcar la diferencia entre un resultado favorable y un deterioro clínico. He aquí un resumen de los principales signos a los que hay que prestar atención:

1. Complicaciones post-endoscópicas :
   - **Perforación**: Dolor abdominal intenso, distensión, fiebre, ausencia de gases o heces.
   - **Hemorragias**: Presencia de sangre en el vómito o las heces, melena (heces negras y alquitranadas).

2. Complicaciones posquirúrgicas :
   - **Infecciones**: Fiebre, enrojecimiento, calor o supuración de la herida quirúrgica, escalofríos.
   - **Hemorragia**: Anemia, palidez, taquicardia, hipotensión, hemorragia activa de la herida.
   - **Tromboembolismo venoso**: Dolor, enrojecimiento, hinchazón de una extremidad, dificultad para respirar, dolor torácico.

3. Complicaciones asociadas a la enfermedad :
   - **Obstrucción intestinal**: distensión abdominal, vómitos, estreñimiento, ausencia de gases.
   - **Hemorragia digestiva**: vómitos de sangre, melena, palidez, descenso de la tensión arterial.
   - **Peritonitis**: Dolor abdominal intenso, rigidez del abdomen, fiebre.

4. Complicaciones farmacológicas :
- **Hepatotoxicidad**: ictericia (coloración amarillenta de la piel o los ojos), orina oscura, fatiga, dolor abdominal.
- **Reacciones alérgicas**: erupción cutánea, picor, hinchazón de la cara o la garganta, dificultades respiratorias.

5. Deshidratación y desequilibrios electrolíticos :
- **Deshidratación**: Sed intensa, boca seca, orina oscura, debilidad, mareos.
- **Desequilibrios electrolíticos**: calambres musculares, debilidad, palpitaciones, edema.

6. Complicaciones de la esteatosis hepática :
- **Cirrosis**: ictericia, ascitis (acumulación de líquido en el abdomen), sangrado fácil, edema.

7. Pancreatitis aguda :
- Dolor abdominal intenso, náuseas, vómitos, fiebre, taquicardia.

Es esencial un seguimiento activo y regular de las constantes vitales, los parámetros biológicos y los síntomas clínicos del paciente. La comunicación también es esencial: hay que animar a los pacientes a que informen de cualquier síntoma inusual o preocupante. Una intervención precoz en caso de complicaciones puede a menudo mejorar los resultados y minimizar los daños. Las enfermeras, en primera línea de esta vigilancia, desempeñan un papel central en la detección y gestión de las complicaciones en gastroenterología.

Rehabilitación y educación del paciente tras la cirugía.

Tras una intervención de gastroenterología, la rehabilitación y la educación del paciente son esenciales para promover una rápida recuperación, minimizar el riesgo de complicaciones y garantizar una mejor calidad de vida a largo plazo. He aquí una descripción detallada de esta fase posterior a la intervención:

1. Rehabilitación física :
   - **Movilización precoz**: Animar al paciente a levantarse, caminar y desplazarse tan pronto como lo autorice el equipo médico para evitar complicaciones asociadas a la inmovilidad, como la trombosis venosa.
   - **Ejercicios respiratorios**: Enseñar y fomentar técnicas como la respiración profunda y el uso de un espirómetro de incentivo para prevenir complicaciones pulmonares.
   - **Alimentación progresiva**: Comenzar con líquidos claros y luego progresar hacia alimentos más sólidos, teniendo en cuenta las recomendaciones específicas vinculadas a la intervención.

2. Tratamiento del dolor :
   - **Medicación**: Informe al paciente sobre cómo y con qué frecuencia debe tomar los analgésicos, y sobre cualquier efecto secundario.
   - **Métodos no farmacológicos**: Fomente técnicas como la relajación, la meditación o la aplicación de calor para aliviar el dolor.

3. Cuidado de heridas :
   - **Mantenimiento**: Eduque al paciente sobre la limpieza diaria de la herida, cómo reconocer los signos de infección y cómo cambiar un apósito si es necesario.

- **Monitorización**: Informe de los signos de complicaciones, como hemorragia excesiva, separación de los bordes de la herida o liberación de fluidos inusuales.

4. Educación sobre drogas :
   - **Instrucciones**: Asegúrese de que comprende claramente el régimen de medicación, las dosis, los horarios y la duración del tratamiento.
   - **Efectos secundarios**: Información sobre los efectos secundarios más frecuentes y qué hacer en caso de reacción adversa.

5. Consejos dietéticos :
   - **Dieta adaptada**: Proporcionar recomendaciones sobre los alimentos que deben favorecerse o evitarse en función de la naturaleza de la operación y del estado específico del paciente.
   - **Hidratación**: Haga hincapié en la importancia de una hidratación adecuada y, si es necesario, dé instrucciones sobre la cantidad y el tipo de líquidos que debe consumir.

6. Actividades y restricciones :
   - **Reanudación de las actividades**: Dé instrucciones para reanudar gradualmente las actividades diarias, el ejercicio y el trabajo.
   - **Restricciones**: información sobre las actividades que deben evitarse, como levantar objetos pesados, durante el periodo de recuperación.

7. Seguimiento médico :
   - **Citas**: Recuerde a los pacientes la importancia de las visitas de seguimiento para controlar la cicatrización y detectar cualquier complicación.

- **Comunicación**: Anime a los pacientes a comunicarse abiertamente con el equipo médico si tienen alguna preocupación o síntomas inesperados.

El periodo postoperatorio es un momento crucial que requiere una atención especial. Una rehabilitación y una educación adecuadas no sólo favorecen la recuperación, sino que también aumentan la autonomía del paciente, permitiéndole desempeñar un papel activo en su propio proceso de recuperación.

Capítulo 13

ASPECTOS PSICOLÓGICOS EN GASTROENTEROLOGÍA

Controlar la ansiedad relacionados con procedimientos y diagnósticos.

El miedo a lo desconocido, el temor a los resultados o simplemente las molestias asociadas a un procedimiento médico pueden ser una fuente importante de ansiedad para los pacientes de gastroenterología. Controlar esta ansiedad es esencial para garantizar el bienestar del paciente y el éxito del procedimiento.

1. Educación e información :
   • **Explicación clara**: Describa el procedimiento o diagnóstico en términos sencillos, explicando por qué es necesario y cómo se llevará a cabo.
   • **Material visual**: Utilice folletos, vídeos o diagramas para ilustrar y aclarar el proceso.
   • **Preguntas y respuestas**: Anime al paciente a hacer preguntas y respóndalas con paciencia y empatía.

2. Preparación psicológica :
   • **Técnicas de relajación**: enseñar a los pacientes métodos como la respiración profunda, la meditación y la visualización.
   • **Apoyo emocional**: ofrecer una escucha activa, validar los sentimientos del paciente y proporcionarle un espacio seguro para expresar sus preocupaciones.

3. El entorno adecuado :
   • **Atmósfera relajante**: Procure un ambiente tranquilo, con luz tenue, música suave o sonidos tranquilizadores si es posible.
   • **Confidencialidad**: garantizar un espacio privado para las consultas, los exámenes y las discusiones delicadas.

4. Soporte :
- **Presencia de un familiar**: Si el paciente lo desea, un miembro de su familia o un amigo puede acompañarle a las citas o a las operaciones.
- **Apoyo entre iguales**: Anime a los pacientes a unirse a grupos de apoyo donde puedan compartir sus experiencias y escuchar las de los demás.

5. Estrategias farmacológicas :
- **Ansiolíticos**: En algunos casos, puede recetarse medicación para reducir la ansiedad antes de un procedimiento. Es esencial discutir los beneficios, riesgos y posibles efectos secundarios.

6. Comentarios posteriores al procedimiento :
- **Charla abierta**: Después del procedimiento, tómese el tiempo necesario para hablar con el paciente, responder a sus preguntas e informar sobre lo que ha ido bien o lo que ha resultado difícil.
- **Estrategias de mejora**: Solicite la opinión de los pacientes sobre su experiencia para optimizar la gestión en futuras operaciones.

7. Acceso a apoyo psicológico :
- **Psicoterapia**: Si es necesario, remita al paciente a un terapeuta o psicólogo especializado en el apoyo a pacientes con enfermedades crónicas o que se enfrentan a intervenciones médicas.
- **Asesoramiento**: Ofrece sesiones con un asesor sanitario especializado para ayudar a controlar la ansiedad y las preocupaciones sobre el diagnóstico o el tratamiento.

Reconocer y abordar la ansiedad de los pacientes es fundamental para una atención holística. Al comprender y abordar sus temores, los profesionales sanitarios pueden mejorar enormemente la experiencia del paciente y, en consecuencia, los resultados clínicos.

Apoyo psicológico para las enfermedades crónicas.

El tratamiento de enfermedades crónicas como la enfermedad de Crohn, la colitis ulcerosa o la cirrosis hepática requiere un enfoque holístico, que integre no sólo los cuidados físicos sino también el apoyo psicológico. Ante un diagnóstico crónico, los pacientes pueden experimentar un sinfín de emociones, que van desde la negación y la ira hasta el duelo y la aceptación. Por lo tanto, es esencial proporcionar un apoyo psicológico adecuado para mejorar la calidad de vida y la gestión de la enfermedad.

1. Reconocer las necesidades emocionales :
   - **Evaluación regular**: Utilice herramientas de detección estandarizadas para evaluar regularmente el estado de ánimo y el bienestar emocional de los pacientes.
   - **Diálogo abierto**: Anime a los pacientes a expresar sus preocupaciones, miedos y sentimientos sobre su enfermedad.

2. Terapia individual :
   - **Psicoterapia**: La terapia cognitivo-conductual, la terapia de aceptación y compromiso u otros métodos pueden ser útiles para controlar el estrés, la ansiedad y la depresión asociados a una enfermedad crónica.
   - **Consejo**: Las sesiones de asesoramiento pueden ayudar a los pacientes a afrontar los retos cotidianos de la gestión de su enfermedad.

3. Grupos de apoyo :
- **Intercambio de experiencias**: Permitir a los pacientes compartir sus experiencias, consejos y sugerencias con otras personas que se encuentren en la misma situación.
- **Implicar a especialistas**: Invite a expertos para tratar temas específicos, como la nutrición, la medicación o el tratamiento del dolor.

4. Talleres y formación :
- **Gestión del estrés**: Ofrezca talleres de meditación, atención plena o yoga para ayudar a gestionar el estrés y la ansiedad.
- **Educación sobre la enfermedad**: Proporcionar información sobre la enfermedad, los tratamientos disponibles y las últimas investigaciones, para ayudar a los pacientes a sentirse informados y en control.

5. Intervención familiar :
- **Apoyo familiar**: Ofrezca sesiones de información y apoyo a los familiares para ayudarles a comprender la enfermedad y apoyar a su ser querido de forma eficaz.
- **Terapia familiar**: En algunos casos, la terapia familiar puede ser beneficiosa para abordar las tensiones o retos específicos asociados a la enfermedad.

6. Acceso a los recursos :
- **Documentación**: Proporcione folletos, libros y otro material escrito sobre la enfermedad y su tratamiento.
- **Derivación a especialistas**: Derivación de pacientes a psicólogos, psiquiatras u otros especialistas en función de sus necesidades específicas.

7. Cumplimiento del tratamiento :
- **Apoyo al seguimiento**: Ayudar a los pacientes a comprender la importancia de seguir su tratamiento y proporcionarles apoyo para superar las posibles barreras a la adherencia.
- **Comentarios periódicos**: Anime a los pacientes a expresar sus sentimientos sobre el tratamiento y a discutir cualquier cambio o ajuste que pueda ser necesario.

Un apoyo psicológico eficaz y adecuado puede mejorar enormemente la calidad de vida de los pacientes con afecciones gastroenterológicas crónicas. Un enfoque holístico que tenga en cuenta tanto las necesidades fisiológicas como emocionales del paciente es esencial para garantizar el mejor resultado posible.

Las relaciones con las familias de los pacientes y su papel en los cuidados.

La familia de un paciente desempeña un papel vital en su atención. En gastroenterología, donde los diagnósticos y los tratamientos pueden ser complejos y a veces crónicos, la colaboración con las familias es esencial para una atención integral. Esta relación, basada en la confianza, la empatía y el respeto, no sólo favorece la recuperación del paciente, sino que refuerza la asociación terapéutica.

1. Comprensión e información :
- **Educar a las familias**: informarles sobre la enfermedad, los tratamientos y los procedimientos, para que puedan proporcionar un apoyo informado al paciente.
- **Sesiones informativas**: Organice reuniones periódicas para responder a las preguntas de las familias y mantenerlas informadas de las novedades.

2. Participación activa en los cuidados :
- **Papel de relevo**: La familia puede desempeñar un papel esencial en la transmisión de información entre el equipo médico y el paciente, sobre todo si éste es incapaz de comunicarse.
- **Apoyo a domicilio**: Garantizar una transición fluida cuando el paciente regresa a casa, formando a las familias en los cuidados básicos o en la administración de la medicación.

3. Gestión emocional :
- **Apoyo psicológico**: Reconocer que las familias también pueden sentir ansiedad o estrés cuando se enfrentan a la enfermedad de un ser querido, y ofrecerles recursos que les ayuden a afrontarla.
- **Espacio para la expresión**: Proporcionar un entorno seguro en el que las familias puedan compartir sus preocupaciones, miedos y esperanzas.

4. Decisiones médicas :
- **Toma de decisiones conjunta**: Incluya a la familia en las decisiones médicas, especialmente si el paciente no puede decidir por sí mismo, para respetar sus deseos y valores.
- **Planificación anticipada de los cuidados**: Anime a las familias a hablar de las voluntades anticipadas con el paciente, para estar preparados ante cualquier eventualidad.
-

5. Respeto e integración cultural :
- **Comprender los valores familiares**: Cada familia tiene sus propias creencias, valores y tradiciones. Es importante reconocerlas e incorporarlas al plan de cuidados.
- **Servicios de interpretación**: Garantizar que las familias que hablan otras lenguas o tienen necesidades culturales específicas dispongan de los

recursos necesarios para entender y hacerse entender.

6. Apoyo al final de la vida :

- **Apoyo paliativo**: Trabajar estrechamente con las familias a medida que el paciente se acerca al final de su vida, asegurándose de que reciben apoyo, están informadas y participan en las decisiones.

Trabajar estrechamente con las familias en el departamento de gastroenterología no sólo convierte a la familia en un socio en los cuidados, sino que también mejora el bienestar general del paciente. La relación enfermera-familia debe basarse en el respeto mutuo, la confianza y la comunicación abierta, garantizando los mejores cuidados posibles para el paciente.

Capítulo 14

ÉTICA Y DEONTOLOGÍA EN GASTROENTEROLOGÍA

Respeto de la autonomía del paciente y el consentimiento informado.

En el vasto mundo de la medicina, y en la gastroenterología en particular, el respeto de la autonomía del paciente es una piedra angular de la práctica ética. Esta autonomía significa que cada individuo tiene el derecho inalienable a tomar decisiones sobre su propia salud. Estas decisiones, sin embargo, deben basarse en una comprensión plena y clara de las intervenciones médicas propuestas, sus implicaciones y los posibles riesgos asociados. Aquí es donde entra en juego el principio del consentimiento informado.

El consentimiento informado no es sólo una formalidad administrativa o la firma de un documento. Es un proceso dinámico, una conversación continua entre el paciente y el equipo médico. Este diálogo permite al paciente comprender plenamente la naturaleza del procedimiento o tratamiento, sus posibles beneficios, los riesgos asociados y las alternativas disponibles.

En gastroenterología, por ejemplo, antes de una endoscopia o una colonoscopia, es vital que el paciente comprenda no sólo los detalles del procedimiento en sí, sino también las razones por las que se recomienda, las posibles complicaciones y las opciones de tratamiento alternativas. Esto garantiza que el paciente no se someta pasivamente al tratamiento, sino que sea un participante activo e informado.

El equipo médico, por su parte, es responsable no sólo de proporcionar toda la información pertinente, sino también de asegurarse de que el paciente la ha comprendido. Para ello puede ser necesario reformularla, ilustrarla con ejemplos o utilizar ayudas visuales. Los pacientes deben sentirse libres para hacer preguntas, expresar sus preocupaciones o reservas y tomarse el tiempo que necesiten para reflexionar sobre su decisión.

Pero más allá del aspecto informativo, el respeto de la autonomía del paciente y el consentimiento informado abarcan una dimensión profundamente humana y emocional. Significa reconocer la singularidad de cada individuo, sus preocupaciones, temores, aspiraciones y valores. En algunos casos, sobre todo cuando se enfrentan a decisiones con consecuencias trascendentales, los pacientes pueden necesitar apoyo psicológico u orientación para ayudarles a tomar una decisión informada.

En gastroenterología, como en todas las disciplinas médicas, el respeto de la autonomía del paciente y el consentimiento informado son algo más que obligaciones legales o éticas. Representan la quintaesencia de una medicina respetuosa y centrada en el paciente, en la que cada intervención es fruto de una decisión compartida y plenamente informada.

Gestión de dilemas éticos comunes.

La medicina, con su compleja gama de situaciones y decisiones, es terreno fértil para los dilemas éticos. En gastroenterología, como en otras especialidades médicas, los profesionales sanitarios se enfrentan a menudo a delicadas decisiones que desafían su sentido de la moralidad y la ética.

1. Autonomía frente a prestaciones médicas :
Una de las tensiones éticas más comunes es la que existe entre el respeto a la autonomía del paciente y el deseo del profesional de actuar en el mejor interés médico del paciente. Un paciente puede, por ejemplo, negarse a someterse a una colonoscopia a pesar de presentar signos

clínicos preocupantes. En tales casos, el equipo médico debe sopesar el derecho del paciente a rechazar el tratamiento frente a los beneficios potenciales del procedimiento.

2. Divulgación plena frente a protección del paciente :
¿Cuánta información debe darse al paciente? A veces, demasiada información puede causar una ansiedad innecesaria, pero no proporcionar la suficiente podría comprometer el consentimiento informado. Es cuestión de encontrar un equilibrio entre la divulgación completa y la protección del bienestar emocional del paciente.

3. Gestionar las expectativas poco realistas :
Algunos pacientes pueden tener expectativas poco realistas sobre el resultado de un tratamiento o procedimiento. El gastroenterólogo se enfrenta entonces al dilema de intentar satisfacer los deseos del paciente o establecer límites basados en criterios médicos y éticos.

4. Conflictos de intereses :
La medicina moderna, con sus avances tecnológicos y sus vínculos con la industria, puede presentar situaciones en las que los intereses financieros o de investigación entren en conflicto con el bienestar del paciente. Es crucial identificar estos conflictos y gestionarlos con transparencia.

5. Decisiones al final de la vida :
En gastroenterología pueden surgir decisiones complejas, sobre todo en el caso de pacientes con enfermedades terminales como ciertos cánceres. La cuestión de si prolongar el tratamiento, introducir medidas paliativas o interrumpir determinados tratamientos puede ser fuente de profundos dilemas éticos.

6. Confidencialidad :
El respeto de la intimidad y la confidencialidad es esencial, pero pueden surgir situaciones en las que el interés público o el bienestar de los demás justifiquen la divulgación de información, como en el caso de enfermedades contagiosas.

Ante estos dilemas, es esencial que los gastroenterólogos y el equipo médico en su conjunto dispongan de un marco ético sólido, a menudo basado en principios como la autonomía, la beneficencia, la no maleficencia y la justicia. Además, el recurso a los comités de ética de los hospitales puede aportar una valiosa perspectiva externa para navegar por estas delicadas cuestiones.
En el centro de estos dilemas está siempre el bienestar del paciente, y es con empatía, respeto e integridad como deben abordarse estos retos éticos.

Confidencialidad y derechos del paciente.

La confidencialidad es un pilar esencial de la relación médico-paciente. Es la garantía de la confianza que los pacientes depositan en sus cuidadores, sabiendo que la información sensible que comparten sólo se utilizará dentro del estricto marco de su atención médica. En gastroenterología, como en otras especialidades, la confidencialidad reviste una importancia especial.

Confidencialidad: un derecho fundamental
El derecho a la confidencialidad está consagrado en muchos códigos de ética médica de todo el mundo. Este derecho estipula que toda la información relativa al paciente, ya se refiera a su historial médico, exámenes, tratamientos o cualquier otro aspecto de su atención, debe permanecer estrictamente confidencial. En

gastroenterología, esto puede incluir información detallada sobre la salud digestiva del paciente, procedimientos como las colonoscopias o diagnósticos como la enfermedad inflamatoria intestinal.

Límites y excepciones a la confidencialidad

Aunque la confidencialidad es un principio fundamental, no es absoluto. Hay ciertas situaciones en las que la divulgación de información puede estar justificada:

- **Consentimiento del paciente**: Si un paciente acepta explícitamente que se comparta cierta información, por ejemplo con otros especialistas para obtener una segunda opinión, se puede renunciar a la confidencialidad.
- **Interés superior**: En raras situaciones, la divulgación de información médica puede ser necesaria para proteger la salud pública o prevenir un peligro inminente para el paciente u otras personas.
- **Obligaciones legales**: Algunos países o jurisdicciones pueden exigir la divulgación de información médica en circunstancias específicas, como la detección de determinadas enfermedades contagiosas.

Derechos de los pacientes

Además de la confidencialidad, los pacientes tienen una serie de derechos:

- **Acceso a la información**: Todo paciente tiene derecho a acceder a su expediente médico, a obtener una copia del mismo y a solicitar aclaraciones sobre cualquier elemento que contenga.
- **Corrección de datos**: Si un paciente cree que algún dato de su expediente es incorrecto, tiene derecho a pedir que se corrija.
- **Consentimiento informado**: Ningún procedimiento médico puede llevarse a cabo sin el consentimiento libre e informado del paciente. Esto significa que el

paciente debe estar plenamente informado de las implicaciones, riesgos y beneficios del procedimiento.

- **Rechazo del tratamiento**: Todos los pacientes tienen derecho a rechazar un tratamiento o una operación, aunque ello vaya en contra de las recomendaciones médicas.

La confidencialidad y el respeto de los derechos de los pacientes son algo más que obligaciones legales o éticas. Encarnan la esencia de una práctica médica respetuosa y centrada en el paciente, en la que cada individuo es reconocido y tratado con dignidad, respeto y amabilidad. En gastroenterología, como en todos los campos de la medicina, estos principios guían cada interacción, cada diagnóstico y cada tratamiento, garantizando una atención de calidad que respete los derechos fundamentales de cada paciente.

CAPÍTULO 15

LA IMPORTANCIA DE INVESTIGACIÓN CLÍNICA

Participación en ensayos clínicos y pruebas.

La investigación médica está en constante evolución, buscando mejores formas de tratar, diagnosticar o incluso prevenir enfermedades. En gastroenterología, esto es especialmente relevante dada la complejidad y diversidad de los trastornos del aparato digestivo. Los estudios clínicos y los ensayos terapéuticos son pasos esenciales para traducir los descubrimientos científicos en intervenciones clínicas beneficiosas para los pacientes.

¿Por qué participar en ensayos clínicos?
- **Avances médicos**: Los ensayos clínicos se utilizan para evaluar nuevos tratamientos, nuevos enfoques terapéuticos o nuevas técnicas de diagnóstico.
- **Acceso a tratamientos innovadores**: Los participantes pueden tener acceso a nuevos tratamientos que aún no están ampliamente disponibles.
- **Contribución a la ciencia**: Participar en un ensayo clínico significa contribuir al avance de la ciencia médica y, potencialmente, ayudar a futuros pacientes.

Consideraciones importantes para las enfermeras
- **Educación de los pacientes**: Las enfermeras desempeñan un papel fundamental a la hora de informar a los pacientes sobre el progreso de los ensayos y los posibles beneficios y riesgos.
- **Mayor seguimiento**: Los pacientes que participan en ensayos pueden necesitar un seguimiento más estrecho para detectar posibles efectos secundarios.
- **Informes y documentación**: La precisión es crucial. Las enfermeras deben asegurarse de que todos los resultados, observaciones e intervenciones se registran meticulosamente.

Consentimiento informado

Todo paciente potencialmente elegible para un ensayo clínico debe dar su consentimiento informado. Esto significa que deben estar plenamente informados de los objetivos del estudio, los procedimientos implicados, los posibles beneficios y riesgos, y el derecho a retirarse del estudio en cualquier momento sin perjuicio de su atención médica.

Ética de los ensayos clínicos

Los ensayos clínicos se rigen por estrictas normas éticas para garantizar la seguridad y el bienestar de los participantes. Todos los ensayos deben ser aprobados por un comité ético independiente antes de comenzar. Además, debe preservarse en todo momento la confidencialidad de los participantes.

Perspectivas para los pacientes

Mientras que algunos pacientes pueden beneficiarse directamente de participar en un ensayo clínico, otros pueden no ver ningún beneficio directo. No obstante, contribuir a la investigación médica es en sí mismo gratificante.

Los estudios clínicos y los ensayos terapéuticos en gastroenterología ofrecen la oportunidad de hacer avanzar la ciencia médica y aportar soluciones innovadoras a los retos que plantean las enfermedades digestivas. Las enfermeras, como agentes clave en la gestión de los pacientes, tienen un papel esencial que desempeñar para garantizar que estos estudios se desarrollen sin problemas, proporcionando una comunicación eficaz, una supervisión cuidadosa y una documentación precisa.

La enfermera como vínculo entre los pacientes y la investigación.

Las enfermeras ocupan una posición única en el mundo de la atención sanitaria, debido a su proximidad e interacción constante con los pacientes. Además de sus responsabilidades clínicas, las enfermeras desempeñan un papel crucial como puente entre el paciente y el vasto campo de la investigación médica. En la especialidad de gastroenterología, este papel es aún más importante dado el rápido desarrollo de los conocimientos y tratamientos en este campo.

Facilitador de información
- **Desmitificar la investigación**: las enfermeras tienen la capacidad de traducir la compleja jerga médica a términos más accesibles para los pacientes, ayudándoles a comprender los temas, objetivos y procesos que intervienen en los estudios clínicos.
- **Discusión de opciones**: El clínico puede presentar al paciente los distintos estudios o ensayos clínicos disponibles, explicándole los beneficios potenciales y los riesgos asociados.

Evaluación de la idoneidad
La enfermera, que conoce bien al paciente, es capaz de evaluar si éste es un buen candidato para un estudio clínico específico. Esta evaluación tiene en cuenta la salud general del paciente, su historial médico y otros criterios específicos de cada estudio.

Apoyo emocional
La perspectiva de participar en un estudio clínico puede ser fuente de ansiedad para algunos pacientes. La presencia tranquilizadora de la enfermera puede proporcionar apoyo emocional, escuchar las

preocupaciones de los pacientes y responder a sus preguntas.

Seguimiento riguroso

Durante el estudio, la enfermera desempeña un papel esencial en el seguimiento del paciente. Se aseguran de que se sigan los protocolos, controlan y documentan cualquier efecto secundario y garantizan que cualquier intervención o medicación se administre correctamente.

Promover la investigación

A través de su testimonio y compromiso, las enfermeras pueden animar a otros pacientes a considerar la posibilidad de participar en estudios clínicos, reforzando así la importancia de la investigación en el avance de los cuidados gastroenterológicos.

Formación continua

Para seguir siendo un vínculo eficaz entre el paciente y la investigación, las enfermeras deben participar en una formación continua. Esto les permite mantenerse al día de los últimos avances en gastroenterología, así como de las nuevas metodologías de investigación.

La enfermera gastroenteróloga no es sólo una proveedora de cuidados, sino también una verdadera embajadora de la investigación. Educan, informan, apoyan y guían a los pacientes a través del a veces complejo mundo de la investigación médica. Gracias a su posición única, las enfermeras contribuyen activamente a acercar la ciencia a las personas a las que pretende ayudar, convirtiendo a los pacientes en socios activos en el desarrollo de la medicina.

Avances recientes de investigación en gastroenterología.

El campo de la gastroenterología está en constante evolución, impulsado por los incesantes descubrimientos científicos. Estos avances ofrecen nuevas perspectivas de tratamiento y mejoran la calidad de vida de los pacientes que sufren trastornos gastrointestinales. He aquí algunos de los avances más significativos de la investigación reciente en este campo:

Microbiota intestinal y salud
- **Estudios del microbioma**: Los estudios detallados del microbioma intestinal han puesto de relieve su papel crucial en muchos aspectos de nuestra salud, desde la enfermedad inflamatoria intestinal hasta la diabetes e incluso ciertos trastornos neurológicos.
- **Terapias basadas en la microbiota**: El uso de trasplantes de microbiota fecal para tratar las infecciones recurrentes por *Clostridium difficile* es un ejemplo de terapia innovadora resultante de esta investigación.

Tecnologías avanzadas de endoscopia
- **Cápsulas endoscópicas**: Estas pequeñas cámaras, que se tragan como una píldora, permiten ver zonas del aparato digestivo que antes eran inaccesibles sin cirugía.
- **Endoscopia confocal**: Esta tecnología permite obtener imágenes microscópicas de la mucosa intestinal durante la endoscopia, lo que facilita la detección precoz de cambios patológicos.

Tratamiento de la enfermedad inflamatoria intestinal (EII)
- **Terapias biológicamente dirigidas**: Tratamientos como los inhibidores anti-TNF o JAK han revolucionado el tratamiento de la EII, ofreciendo alivio a muchos pacientes resistentes a los tratamientos tradicionales.

- **Estudios sobre la dieta**: La investigación ha puesto de relieve la importancia de la dieta en el tratamiento de la EII, lo que ha dado lugar a nuevas recomendaciones dietéticas.

Detección precoz y tratamiento de los cánceres gastrointestinales

- **Técnicas avanzadas de cribado**: El uso de la inteligencia artificial en la endoscopia permite una detección más precisa de las lesiones precancerosas.
- **Terapias dirigidas e inmunoterapias**: Estos nuevos enfoques han mostrado resultados prometedores en el tratamiento de ciertos cánceres gastrointestinales avanzados.

El papel de la dieta en los trastornos gastrointestinales

- **Dietas** FODMAP: Las investigaciones han demostrado la eficacia de las dietas bajas en FODMAP para controlar los síntomas del síndrome del intestino irritable.
- **El papel del gluten**: Más allá de la enfermedad celíaca, la sensibilidad al gluten no celíaca es un área de investigación activa, destinada a comprender y tratar mejor este trastorno.

Mecanismos del dolor gastrointestinal

La investigación ha arrojado luz sobre los complejos mecanismos del dolor en afecciones como el síndrome del intestino irritable, allanando el camino para nuevas estrategias terapéuticas.

Estos avances representan sólo la punta del iceberg en un campo en constante evolución. La investigación en gastroenterología sigue aportando soluciones innovadoras a los retos médicos, ofreciendo esperanza y una mejor calidad de vida a pacientes de todo el mundo.

Capítulo 16

SALUD
Y
BIENESTAR
LA ENFERMERA

Gestionar el estrés y evitar el agotamiento.

La profesión de enfermera, con sus responsabilidades y exigencias, puede ser especialmente dura. En gastroenterología, las enfermeras tienen que enfrentarse a diario a situaciones complejas, cargadas emocionalmente y potencialmente estresantes. Gestionar el estrés y prevenir el agotamiento son, por tanto, esenciales para garantizar la calidad de los cuidados y el bienestar de las enfermeras.

Reconocer los signos del estrés y el agotamiento
El primer paso para gestionar el estrés de forma eficaz es reconocer las señales. La fatiga persistente, la irritabilidad, los problemas de sueño, la disminución de la motivación, los sentimientos de desilusión o de ineficacia pueden ser indicadores de estrés crónico o del inicio del agotamiento.
Aplicación de estrategias de adaptación
- **Priorización y delegación**: Saber determinar la urgencia de las situaciones y delegar cuando sea posible puede reducir la carga de trabajo y la sensación de estar desbordado.
- **Hacer pausas**: Tomarse pequeñas pausas regulares durante el día ayuda a recargar las pilas y a reducir la tensión. Estos momentos pueden aprovecharse para estirarse, respirar profundamente o simplemente relajarse durante unos minutos.
- **Gestione su tiempo**: Organizar bien su día, fijar objetivos alcanzables y evitar la procrastinación puede reducir el estrés.

Cuidarse
- **Dieta equilibrada**: Una nutrición adecuada es esencial para mantener la energía y la concentración.
- **Actividad física**: Incluso el ejercicio moderado puede ayudar a aliviar el estrés, mejorar el estado de ánimo y aumentar la resiliencia.

- **Sueño de calidad**: Una buena noche de sueño es crucial para recuperarse de un día exigente.

En busca de apoyo

- **Supervisión y tutoría**: Hablar con un supervisor o mentor puede proporcionar consejos valiosos, una perspectiva diferente y apoyo emocional.
- **Apoyo de colegas**: Compartir sus experiencias con colegas puede ofrecerle alivio, ya que pueden comprender y empatizar con los retos a los que se enfrenta.
- **Busque consejo si es necesario**: Si el estrés se vuelve demasiado abrumador, puede ser beneficioso consultar a un profesional de la salud, ya sea un psicólogo, un consejero u otro especialista.

Desarrollo personal y formación

- **Meditación y técnicas de relajación: La** atención plena, la meditación y otras técnicas de relajación pueden ayudar a controlar el estrés.
- **Formación continua**: Adquirir nuevas habilidades puede aumentar la confianza y reducir los sentimientos de inseguridad.

Establecer límites

Es crucial reconocer sus límites y saber cuándo decir no o pedir ayuda. Así evitará extenderse demasiado y podrá concentrarse en las tareas esenciales.

El bienestar de las enfermeras de gastroenterología es esencial no sólo para ellas mismas, sino también para proporcionar unos cuidados de calidad a los pacientes. Reconocer, anticipar y gestionar el estrés y el agotamiento puede garantizar una carrera larga, satisfactoria y beneficiosa para ambas partes.

Técnicas de relajación y autocuidado.

El mundo de la medicina es a menudo exigente, sobre todo para las enfermeras que trabajan en especialidades como la gastroenterología. Para seguir prestando cuidados de calidad y mantener al mismo tiempo su propio bienestar, es esencial que las enfermeras adopten técnicas de relajación y autocuidado. Estos métodos pueden ayudar a reducir el estrés, prevenir el agotamiento y mejorar la calidad de vida.

Respiración profunda
Uno de los métodos más sencillos pero eficaces para inducir la relajación es la respiración profunda. Le permite :
  * Reducir la frecuencia cardiaca
  * Reducir la tensión muscular
  * Fomentar la concentración
  * Para practicarlo, simplemente siéntese o túmbese cómodamente, cierre los ojos, inspire lentamente por la nariz, llene completamente los pulmones y después espire lentamente por la boca.

Meditación y atención plena
Estas técnicas han ganado popularidad por sus numerosas ventajas, entre ellas :
  * Reducción del estrés
  * Mejora de la concentración
  * Promover una sensación de calma y paz interior
  * Ya sea una meditación guiada, un escáner corporal o simplemente observar su respiración, unos minutos al día pueden marcar una gran diferencia.

Ejercicio físico
La actividad física es una excelente forma de :
  * Aliviar el estrés
  * Mejora del estado de ánimo gracias a la liberación de endorfinas

- Mantener una buena salud general
- Ya sea caminar a paso ligero, hacer yoga, nadar o cualquier otra forma de ejercicio, lo importante es encontrar una actividad que le guste y hacerla con regularidad.

Técnicas de visualización
La visualización consiste en imaginar un lugar o una situación que evoque relajación. Le permite :
- Olvídese de las preocupaciones cotidianas
- Cultivar sentimientos positivos
- Esta técnica puede ser especialmente útil antes de un procedimiento estresante o después de un día difícil.

Diario
Escribir con regularidad puede ayudar a :
- Aclarar sus pensamientos
- Reconocer y manejar las emociones
- Encontrar soluciones a los problemas
- No es necesario que escriba largo y tendido, sólo unas líneas sobre cómo se sintió durante el día.

Cuidado corporal
Tratamientos como masajes, baños calientes o aromaterapia pueden :
- Reducir la tensión muscular
- Mejorar la circulación sanguínea
- Promover la relajación general

Desconexión
En un mundo constantemente conectado, es beneficioso alejarse un tiempo de las pantallas, ya sean ordenadores, teléfonos o televisión. Esto le permite :
- Reducir la estimulación mental
- Promover una mejor calidad del sueño
- Reconectar con el entorno inmediato

En última instancia, cada enfermera debe encontrar las técnicas que mejor se adapten a ella. Lo importante es reconocer la importancia del autocuidado y tomarse tiempo regularmente para recargar las pilas. La salud mental y emocional es tan crucial como la física, especialmente en profesiones tan exigentes como la enfermería gastroenterológica.

Apoyo entre colegas y la importancia de la red profesional.

En el complejo y exigente mundo de la medicina, y en particular en especialidades como la gastroenterología, las relaciones profesionales son de vital importancia. La solidaridad entre colegas y el desarrollo de una red profesional sólida son claves para garantizar una atención de calidad, preservando al mismo tiempo la salud mental y el bienestar de los cuidadores.

El apoyo de los colegas: una fuerza insospechada
La colaboración entre enfermeras, médicos, auxiliares de cuidados y otros profesionales sanitarios es mucho más que una simple dinámica de trabajo. Crea un entorno de apoyo mutuo en el que :

- **Compartir experiencias**: las enfermeras pueden compartir consejos prácticos, sugerencias y técnicas para hacer frente a situaciones complejas.
- **Comprensión mutua**: ¿Quién mejor que un colega para entender los retos cotidianos, las situaciones estresantes y las emociones que pueden generar ciertos casos clínicos?
- **Apoyo emocional**: En los momentos difíciles, tener un colega con quien hablar, que pueda ofrecer un oído comprensivo, tiene un valor incalculable.
- **Colaboración en la atención**: Los pacientes suelen beneficiarse de una atención multidisciplinar. Una

comunicación fluida entre las distintas partes implicadas garantiza la continuidad de los cuidados y una mejor gestión de los casos.

La red profesional: ampliar sus horizontes
Disponer de una red profesional sólida va mucho más allá de las relaciones entre colegas de un mismo establecimiento. Implica :

- **Formación continua**: Las conferencias, seminarios y cursos de formación son excelentes oportunidades para conocer a profesionales de otras instituciones, intercambiar prácticas y conocer los últimos avances.
- **Intercambios interhospitalarios**: La colaboración entre distintos hospitales o clínicas puede enriquecer las prácticas de cada uno y mejorar la atención al paciente.
- **Oportunidades profesionales**: Una red profesional ampliada puede abrirle las puertas a oportunidades de trabajo, investigación y docencia.
- **Investigación e innovación**: Las enfermeras que deseen implicarse en la investigación pueden encontrar mentores, socios o colaboradores a través de su red.

Fomentar un entorno de apoyo
Es crucial que los centros sanitarios reconozcan la importancia del apoyo entre colegas y la creación de redes profesionales. Esto puede adoptar la forma de :

- Tiempo para el debriefing tras situaciones complejas.
- Crear grupos de discusión o de supervisión.
- Fomentar la participación en eventos profesionales y cursos de formación.
- Promover una cultura de apoyo y respeto mutuos.

Una enfermera bien apoyada es una profesional más realizada, más competente y, por lo tanto, más capaz de proporcionar cuidados de calidad. En una especialidad tan exigente como la gastroenterología, esta solidaridad profesional no sólo es beneficiosa para las enfermeras, también es esencial para garantizar el bienestar de los pacientes.

Capítulo 17

TECNOLOGÍA
E
INNOVACIÓN
EN
GASTROENTEROLOGÍA

Electrodomésticos y herramientas de diagnóstico de última generación.

En el dinámico mundo de la medicina, la gastroenterología destaca por la rápida adopción de tecnologías avanzadas, que permiten una mejor comprensión, un diagnóstico preciso y una intervención terapéutica optimizada de las enfermedades gastrointestinales. Estos avances tecnológicos, combinados con la experiencia clínica de nuestros profesionales, han revolucionado la atención al paciente.

El endoscopio de alta definición

La endoscopia, que explora el interior del tubo digestivo, se ha beneficiado de una serie de innovaciones. La introducción de la imagen de alta definición proporciona una visión mucho mejor de las mucosas, lo que permite detectar lesiones diminutas o cambios sutiles.

Endoscopia confocal

Esta técnica combina la endoscopia tradicional con la microscopia confocal, lo que permite obtener imágenes microscópicas del tejido en tiempo real. Esto ofrece una precisión diagnóstica sin precedentes, sobre todo para diferenciar los tumores benignos de los malignos.

Enteroscopia con cápsula

También conocida como "pillcam", se trata literalmente de una minicámara insertada en una cápsula que el paciente ingiere. Atraviesa el aparato digestivo y envía imágenes de alta definición del intestino delgado, una región de difícil acceso por otros medios.

Endoscopia por ultrasonidos (EUS)

Esta técnica combina la endoscopia y la ecografía, proporcionando imágenes detalladas de las paredes de los órganos digestivos y las estructuras adyacentes. Es una herramienta inestimable para evaluar tumores, quistes y otras anomalías.

Manometría de alta resolución
Utilizada para evaluar la función esofágica, esta tecnología proporciona una representación detallada de las contracciones esofágicas, ayudando a diagnosticar afecciones como la acalasia o el espasmo esofágico difuso.

La píldora inteligente
Se trata de una cápsula ingerible que mide la presión, el pH y la temperatura en todo el tracto gastrointestinal. Resulta especialmente útil para evaluar el vaciado gástrico y la motilidad intestinal.

Contador de hidrógeno
Este dispositivo mide la cantidad de hidrógeno exhalado, ayudando a diagnosticar afecciones como la intolerancia a la lactosa o el crecimiento bacteriano excesivo en el intestino delgado.

La importancia de la formación y la actualización
Con la aparición de estas tecnologías de vanguardia, la formación continua de enfermeras y médicos es esencial. No sólo tienen que entender cómo funcionan estos dispositivos, sino también cómo interpretar los datos que proporcionan, garantizando al mismo tiempo la seguridad y la comodidad del paciente.
En conclusión, la gastroenterología está a la vanguardia de la adopción tecnológica en medicina, ofreciendo herramientas diagnósticas y terapéuticas cada vez más precisas y eficaces. Estos avances, combinados con la experiencia de los profesionales sanitarios, prometen una atención de mayor calidad y mejores resultados para los pacientes.

La telemedicina y su papel en consulta a distancia.

En un mundo cada vez más conectado, la telemedicina ha surgido como una solución innovadora para superar algunas de las barreras tradicionales de acceso a la atención sanitaria. Especialmente en gastroenterología, la telemedicina ha revolucionado la forma en que los pacientes interactúan con sus médicos y reciben asesoramiento médico.

¿Qué es la telemedicina?
La telemedicina se refiere a la prestación de servicios sanitarios a distancia utilizando las tecnologías de la información y la comunicación. Puede incluir consultas médicas a través de videoconferencia, seguimiento de pacientes a distancia, educación de pacientes e incluso algunas formas de telemonitorización.

Los beneficios de la telemedicina en gastroenterología
* **Mejora del acceso**: la telemedicina elimina las limitaciones geográficas, lo que permite a los pacientes que viven en zonas remotas acceder a los especialistas en gastroenterología.
* **Ahorro de tiempo**: los pacientes ya no tienen que desplazarse ni esperar en salas de espera, lo que reduce el tiempo dedicado a las consultas.
* **Continuidad de la atención**: los pacientes pueden realizar fácilmente un seguimiento tras una operación o un tratamiento, lo que resulta esencial en el caso de enfermedades crónicas como la enfermedad de Crohn o la colitis ulcerosa.
* **Prevención**: El acceso precoz a un médico puede ayudar a detectar y tratar los problemas en una fase temprana.

Retos y consideraciones

- **Seguridad y confidencialidad**: Garantizar la seguridad de la información de los pacientes es primordial. Las plataformas de telemedicina deben cumplir la normativa sobre protección de datos.
- **Calidad de la atención**: Es esencial que la telemedicina no comprometa la calidad de la atención. Aunque la consulta a distancia es práctica, no siempre puede sustituir a una evaluación cara a cara.
- **Tecnología e infraestructura**: La telemedicina requiere un equipo adecuado y una conexión estable a Internet. No todos los pacientes tienen acceso a estos recursos.
- **Formación y adaptación**: Es necesario formar a los profesionales sanitarios para que utilicen eficazmente las herramientas de la telemedicina y adapten sus habilidades de comunicación a este formato.

El futuro de la telemedicina en gastroenterología

Con la proliferación de dispositivos conectados y el énfasis en la atención centrada en el paciente, es probable que la telemedicina siga desempeñando un papel cada vez más importante en la gastroenterología. Esto puede incluir la integración de la telemedicina en la televigilancia, con dispositivos como píldoras con cámara o sensores de seguimiento que permitan monitorizar a los pacientes en tiempo real.

La telemedicina en gastroenterología ofrece una oportunidad única para ampliar el acceso a la atención sanitaria, promover la prevención y mejorar la calidad de vida de los pacientes. Su éxito dependerá de la adopción generalizada por parte de los profesionales sanitarios, la aceptación por parte de los pacientes y la introducción de normativas y protocolos adecuados.

Futuras innovaciones
y su posible impacto en la práctica.

La gastroenterología, como muchos otros campos de la medicina, está en constante evolución. Las innovaciones tecnológicas y científicas están transformando la forma en que los profesionales sanitarios diagnostican, tratan y gestionan las afecciones gastrointestinales. En este contexto, es esencial que todos los profesionales comprendan y anticipen el impacto de estas innovaciones en la práctica diaria.

La miniaturización de las herramientas de diagnóstico
Con la llegada de la nanotecnología y los microdispositivos, las herramientas de diagnóstico se han hecho más pequeñas y eficaces. Las cámaras de las píldoras, por ejemplo, pueden ahora navegar por el aparato digestivo para proporcionar imágenes detalladas sin necesidad de una intervención invasiva.
Impacto: Menos estrés y molestias para los pacientes. Menor necesidad de anestesia y procedimientos invasivos.

Terapia génica y medicina personalizada
El creciente conocimiento del genoma humano y de los marcadores genéticos específicos asociados a determinadas enfermedades gastrointestinales permite prever tratamientos específicos.
Impacto: Tratamientos más eficaces, menos efectos secundarios y una mejor comprensión de la progresión de la enfermedad.

Inteligencia artificial (IA) en gastroenterología
La IA, combinada con las imágenes médicas, puede ayudar a identificar con rapidez y precisión anomalías, como los pólipos durante una colonoscopia.
Impacto: Diagnóstico más rápido, menos errores humanos y mejora de la calidad asistencial.

Microbiomas y terapia dirigida

La investigación sobre el microbioma intestinal ha puesto de relieve su papel en muchos trastornos gastrointestinales. Actualmente se están estudiando terapias que utilizan probióticos o incluso trasplantes de microbiota.

Impacto: Enfoques terapéuticos innovadores que podrían revolucionar el tratamiento de enfermedades como el síndrome del intestino irritable y la enfermedad de Crohn.

Formación virtual y realidad aumentada

La realidad aumentada y la realidad virtual podrían utilizarse para formar a médicos y enfermeras en procedimientos complejos, ofreciendo una experiencia de aprendizaje inmersiva.

Impacto: Mejor preparación de los profesionales, reducción del riesgo de errores y mejora de la seguridad de los pacientes.

La gastroenterología está en la cúspide de una gran transformación gracias a estas innovaciones. Sin embargo, a pesar de los innegables beneficios de estos avances, es esencial abordar estas nuevas tecnologías con cautela, garantizando que la ética médica y la seguridad del paciente sigan estando en el centro de cualquier adopción. Estas innovaciones, aunque prometedoras, también requerirán una formación continua para garantizar su integración óptima en la práctica clínica diaria.

Capítulo 18

ENFERMEDADES RARAS Y CASOS COMPLEJOS EN GASTROENTEROLOGÍA

Presentación
enfermedades menos comunes.

La gastroenterología es un vasto campo que abarca una amplia gama de enfermedades, desde las más comunes hasta las más raras. Aunque afecciones como la enfermedad por reflujo gastroesofágico (ERGE) y la enfermedad de Crohn son relativamente bien conocidas, existen otras afecciones menos comunes que son igual de importantes que los profesionales sanitarios y los pacientes comprendan.

1. Seudoobstrucción intestinal crónica (CIPO)
Esta afección se caracteriza por síntomas de obstrucción intestinal sin causa mecánica evidente. Los pacientes suelen experimentar dolor abdominal, náuseas y distensión, sin que exista una obstrucción real.
Síntomas principales: Dolor abdominal, vómitos, estreñimiento severo.
Tratamiento: Los enfoques terapéuticos pueden incluir fármacos procinéticos, dieta adaptada y, en casos extremos, cirugía.

2. Síndrome de Ogilvie
Se trata de una dilatación aguda del colon en ausencia de obstrucción mecánica. Suele estar asociada a una intervención quirúrgica, una infección o una medicación.
Síntomas principales: Distensión abdominal, dolor, estreñimiento.
Tratamiento: El tratamiento se basa generalmente en corregir la causa subyacente, suspender los fármacos responsables y, en algunos casos, descomprimir el colon.

3. Enfermedad diverticular del intestino delgado
A diferencia de la diverticulosis colónica, esta afección es poco frecuente y se refiere a pequeños divertículos que se forman en el intestino delgado.

Síntomas principales: Dolor abdominal, diarrea, hemorragia.

Tratamiento: Pueden ser necesarios antibióticos para tratar las infecciones asociadas, una dieta específica y, en algunos casos, cirugía.

4. Síndrome de Zollinger-Ellison
Este raro síndrome está causado por tumores en el páncreas o el duodeno que segregan demasiada gastrina, lo que provoca una producción excesiva de ácido gástrico.

Síntomas principales: úlceras de estómago o duodeno, diarrea, reflujo gastroesofágico.

Tratamiento: Inhibidores de la bomba de protones para reducir la secreción de ácido y cirugía para extirpar los tumores.

5. Colangitis esclerosante primaria
Se trata de una afección hepática en la que los conductos biliares se inflaman y cicatrizan. Suele estar asociada a la colitis ulcerosa.

Síntomas principales: ictericia, picor, dolor abdominal.

Tratamiento: Medicación para tratar la inflamación, cirugía para abrir los conductos biliares obstruidos y, en casos avanzados, un trasplante de hígado.

Aunque son menos frecuentes, estas enfermedades representan un reto para los profesionales sanitarios debido a su complejo diagnóstico y a su tratamiento multidimensional. Un conocimiento profundo de estas enfermedades, unido a una estrecha colaboración entre gastroenterólogos, cirujanos, radiólogos y otros especialistas, es crucial para proporcionar a los pacientes la mejor atención posible.

Gestión de casos atípicos y diagnóstico diferencial.

En la práctica de la gastroenterología, como en otros campos de la medicina, no es infrecuente encontrarse con casos atípicos. Estas situaciones pueden poner en tela de juicio el diagnóstico inicial, lo que exige un enfoque metódico para establecer un diagnóstico preciso y eficaz. El diagnóstico diferencial desempeña aquí un papel crucial, ya que permite a los médicos distinguir entre varias afecciones que presentan síntomas similares.

1. Importancia del diagnóstico diferencial
El diagnóstico diferencial es una piedra angular de la medicina clínica. Se trata de una lista de posibles afecciones que el clínico establece basándose en los síntomas y signos clínicos del paciente. En gastroenterología, los síntomas suelen ser inespecíficos, lo que dificulta el diagnóstico inicial. El dolor abdominal, por ejemplo, puede tener docenas de causas posibles.

2. Cómo tratar los síntomas comunes pero engañosos
- **Dolor abdominal**: Las causas pueden incluir úlceras, cálculos biliares, apendicitis, diverticulitis y muchas más. La localización, la naturaleza y los síntomas asociados pueden ayudar a reducir la lista de diagnósticos diferenciales.
- **Diarrea**: ¿Es infecciosa, inflamatoria, funcional como el SII (Síndrome del Intestino Irritable), o quizá debida a una malabsorción como la enfermedad celíaca?
- **Disfagia (dificultad para tragar)** : ¿Se trata de un problema mecánico como el cáncer o la estenosis, o se debe a un trastorno motor como la acalasia?

3. Utilización de herramientas de diagnóstico
Una vez que el clínico ha establecido una lista de posibles diagnósticos, pueden utilizarse diversas herramientas

diagnósticas, como la endoscopia, las ecografías, los análisis de sangre y las biopsias, para confirmar o descartar afecciones específicas.

4. Retos que plantean las presentaciones atípicas
Los casos atípicos no siguen el manual. Un paciente puede presentar síntomas que parecen contradictorios o son discretos. En estas situaciones, es esencial escuchar atentamente al paciente, elaborar un historial clínico detallado y realizar un estrecho seguimiento.

5. Importancia de la consulta y la colaboración
Cuando se trata de casos complejos o atípicos, la colaboración con colegas e incluso la consulta con especialistas de otras disciplinas puede resultar inestimable. Además, una revisión del historial médico del paciente, de su medicación y de sus viajes recientes puede proporcionar a menudo pistas cruciales.

El manejo de los casos atípicos en gastroenterología requiere una combinación de agudas habilidades clínicas, un profundo conocimiento de la patología y un enfoque holístico del paciente. Al tiempo que reconocen los límites de su propia experiencia, los gastroenterólogos deben estar preparados para pedir consejo a sus colegas y replantearse sus suposiciones iniciales para garantizar el mejor tratamiento posible del paciente.

Colaboración con otras especialidades para casos complejos.

La gastroenterología, aunque especializada, no opera en un silo. Está estrechamente interconectada con otras disciplinas médicas, principalmente porque el sistema gastrointestinal interactúa con casi todos los demás sistemas del organismo. En casos complejos en los que los síntomas van más allá del típico trastorno gastrointestinal, la colaboración con otros especialistas no sólo es beneficiosa sino a menudo esencial para garantizar un tratamiento holístico del paciente.

1. Conexiones comunes en gastroenterología
   - **Cirujanos generales**: Para procedimientos como resecciones intestinales, extirpación de la vesícula biliar u operaciones en el hígado y el páncreas.
   - **Radiólogos**: Para obtener imágenes en profundidad, como resonancias magnéticas, tomografías computarizadas o ecografías endoscópicas.
   - **Reumatólogos**: Muchas enfermedades inflamatorias intestinales, como la enfermedad de Crohn, pueden tener manifestaciones extraintestinales, incluidas las articulaciones.
   - **Dermatólogos**: Ciertas afecciones gastrointestinales, como la enfermedad celíaca, pueden manifestarse a través de síntomas cutáneos.
   - **Endocrinólogos**: El hígado desempeña un papel esencial en la regulación del metabolismo, y trastornos como la esteatosis hepática suelen estar relacionados con trastornos endocrinos, en particular la diabetes.

2. Comunicación y coordinación
Los equipos médicos deben colaborar estrechamente, compartiendo sus conocimientos y experiencia para establecer un diagnóstico preciso y un plan de tratamiento para el paciente. Esto se facilita mediante reuniones multidisciplinares en las que se discuten los casos, se revisan las imágenes médicas y se toman decisiones conjuntas sobre el tratamiento.

3. Navegar por las intersecciones
La enfermedad gastrointestinal puede ser a menudo un síntoma o un factor agravante de otra afección subyacente. Por ejemplo, la insuficiencia cardiaca puede

causar congestión hepática. En estos casos, la capacidad de trabajar en tándem con otros especialistas, como los cardiólogos, es crucial.

4. Educación y formación
La formación continua y el intercambio de información entre especialidades son esenciales. Los talleres, conferencias y reuniones conjuntas permiten a los gastroenterólogos y a sus colegas de otras disciplinas mantenerse al día de los últimos avances en cada campo.

La medicina es un campo interconectado. Al reconocer el valor de la colaboración multidisciplinar, los profesionales sanitarios pueden garantizar un enfoque más integral de la atención, abordando las variadas y complejas necesidades de sus pacientes. En el mundo de la gastroenterología, esta colaboración es especialmente relevante, ya que el sistema gastrointestinal se encuentra en el centro de muchas interacciones sistémicas.

Capítulo 19

TRANSICIÓN DEL PACIENTE : LA SALA DEL HOSPITAL EN CASA

Planificación del alta y coordinación de los cuidados.

La planificación del alta es una etapa crucial en el cuidado de un paciente. Garantiza que los pacientes reciban la atención y el apoyo que necesitan para gestionar su enfermedad o convalecencia de forma segura en casa o en otro entorno asistencial. En gastroenterología, donde las afecciones pueden ir desde una simple indigestión hasta una enfermedad grave que requiere cirugía, la planificación del alta es multidimensional y debe coordinarse cuidadosamente.

1. Evaluación del paciente
Antes de planificar el alta, es necesario realizar una evaluación exhaustiva del paciente. Esta evaluación incluye :
- **Estado médico actual**: ¿Es estable? ¿Cuáles son los riesgos potenciales?
- **Necesidades de medicación** : ¿Qué medicación necesita tomar el paciente? ¿Con qué frecuencia?
- **Capacidad de autogestión**: ¿Es el paciente capaz de cuidar de sí mismo en casa? ¿Necesita ayuda?
- **Entorno del hogar: ¿Está** el hogar del paciente adaptado a sus necesidades médicas actuales? ¿Existen obstáculos o peligros potenciales?

2. Planificación y coordinación
- **Instrucciones claras**: los pacientes deben comprender su enfermedad, los medicamentos que deben tomar, los signos y síntomas a los que deben estar atentos y cuándo deben acudir al médico.
- **Citas de seguimiento**: Programe consultas post-hospitalarias con el gastroenterólogo y posiblemente con otros especialistas.

- **Cuidados a domicilio**: Si es necesario, organice cuidados de enfermería a domicilio, fisioterapia u otros servicios sanitarios.
- **Integración con la atención primaria**: Informe al médico de cabecera del paciente de su alta, de su estado médico actual y de cualquier cambio en la medicación.

3. Educación del paciente y recursos
Proporcionar a los pacientes recursos educativos sobre su enfermedad, tratamientos, dietas a seguir, etc. La educación es esencial para la autogestión de la enfermedad.

4. Apoyo emocional
Reconozca que el alta hospitalaria puede ser un momento estresante para los pacientes. Ofrezca recursos de apoyo emocional, como grupos de apoyo o terapias.

5. Comunicación
Asegure una línea de comunicación abierta entre el paciente y el equipo médico. Esto puede incluir números de emergencia en caso de complicaciones o preocupaciones.

La planificación del alta en gastroenterología implica mucho más que la simple entrega de una receta médica. Requiere una coordinación cuidadosa, una comunicación abierta y un apoyo continuo para garantizar la seguridad y el bienestar del paciente. Al invertir tiempo y recursos en este proceso, los profesionales sanitarios pueden garantizar que sus pacientes estén bien preparados para la siguiente etapa de su atención.

Educación del paciente
para una autogestión eficaz.

La educación del paciente desempeña un papel clave en gastroenterología. Las afecciones gastrointestinales, ya sean trastornos comunes o enfermedades crónicas, pueden beneficiarse enormemente de una autogestión eficaz. Sin embargo, para que los pacientes desempeñen un papel activo en su propia salud, deben contar ante todo con los conocimientos y habilidades necesarios.

1. Comprender la enfermedad
   - **Información sobre la enfermedad**: Explique detalladamente la enfermedad al paciente, incluyendo sus causas, síntomas y evolución probable.
   - **Visuales y diagramas**: Utilice imágenes o animaciones para ayudar a ilustrar y comprender los aspectos complejos de la enfermedad.

2. Gestión de la medicación
   - **Instrucciones precisas**: Asegúrese de que el paciente comprende perfectamente el método de administración, la dosis y la duración del tratamiento.
   - **Efectos secundarios**: Información sobre los posibles efectos secundarios y qué hacer si se producen.
   - **Almacenamiento de los medicamentos**: Dé instrucciones sobre cómo almacenar los medicamentos, sobre todo si requieren condiciones especiales.

3. Asesoramiento nutricional
   - **Dietas específicas**: Algunos trastornos gastrointestinales pueden requerir dietas específicas. Proporcione directrices claras, ejemplos de comidas y, si es posible, recetas.

- **Alimentos que debe evitar**: Identifique los alimentos que pueden exacerbar los síntomas o interferir con la medicación.

4. Reconocer los síntomas
- **Diario de síntomas**: Anime a los pacientes a llevar un diario de sus síntomas. Esto puede ayudar a identificar posibles desencadenantes y ajustar el tratamiento.
- **Señales de alarma**: Informe al paciente de los síntomas que requieren atención médica inmediata.

5. Técnicas de autocuidado
- **Relajación y control del estrés**: El estrés puede agravar muchos trastornos gastrointestinales. Sugiera técnicas de relajación como la meditación o la respiración profunda.
- **Ejercicio adaptado**: Sugiera actividades físicas adaptadas que puedan ayudar a controlar los síntomas, teniendo en cuenta las limitaciones del paciente.

6. Apoyo psicológico
Algunas afecciones gastrointestinales, en particular las enfermedades inflamatorias crónicas, pueden tener un impacto psicológico. Remita al paciente a los recursos adecuados, como grupos de apoyo o terapias.

7. Plan de acción personalizado
Cada paciente es único. Trabaje con ellos para desarrollar un plan de acción adaptado a sus necesidades, síntomas y estilo de vida.

La educación del paciente es la piedra angular de la autogestión en gastroenterología. No sólo mejora el cumplimiento y la calidad de vida del paciente, sino que también reduce las complicaciones y las hospitalizaciones.

Las enfermeras desempeñan un papel vital en este proceso, ya que a menudo son el vínculo más estrecho entre médico y paciente. Al invertir en educación, damos a los pacientes las herramientas para convertirse en protagonistas informados de su propia salud.

Seguimiento a largo plazo y la importancia de la continuidad de los cuidados.

La gestión de los trastornos gastrointestinales no termina cuando un paciente recibe el alta hospitalaria o al final de un tratamiento específico. Para muchos pacientes, la gastroenterología requiere un seguimiento a largo plazo para garantizar la mejor calidad de vida posible y prevenir o minimizar las complicaciones. La continuidad de la atención, que garantiza una gestión uniforme y coherente, es el núcleo de este proceso.

1. La necesidad de un seguimiento a largo plazo
  • **Seguimiento de afecciones crónicas**: Afecciones como la enfermedad de Crohn, la colitis ulcerosa o la cirrosis hepática requieren un seguimiento regular para detectar cualquier complicación o recaída.
  • **Adaptar los tratamientos**: Las necesidades de los pacientes pueden cambiar. Un seguimiento regular nos permite ajustar los medicamentos o las dosis en función de los síntomas o la progresión de la enfermedad.
  • **Prevención de complicaciones**: Ciertas afecciones gastrointestinales pueden provocar complicaciones graves si no se atienden. Un seguimiento regular permite una intervención precoz.

2. La continuidad de los cuidados: un vínculo esencial
- **Transmisión de la información**: Garantizar una comunicación fluida entre los distintos profesionales sanitarios (médicos, enfermeras, especialistas) para que todos los implicados dispongan de la información más actualizada sobre el paciente.
- **Relación paciente-cuidador**: Una relación continua con el paciente fomenta la confianza, lo que puede mejorar la adherencia al tratamiento y el intercambio de información.
- **Coordinación asistencial**: Garantizar que las recomendaciones de los distintos especialistas sean compatibles y estén coordinadas.

3. La importancia de la formación continua
- **Conocimientos en evolución**: Los pacientes necesitan estar informados de los nuevos avances en el tratamiento y la gestión de la enfermedad.
- **Autogestión**: Proporcionar a los pacientes las herramientas que necesitan para controlar sus síntomas y saber cuándo buscar ayuda.

4. Aspectos logísticos
- **Programar las visitas**: Organizar citas periódicas, adaptadas a la patología y las necesidades del paciente.
- **Gestión de historiales**: Garantizar que los historiales médicos se mantienen al día para facilitar la continuidad de la atención, especialmente si el paciente tiene que acudir a diferentes especialistas.

5. El papel central de la enfermera
La enfermera suele desempeñar el papel de coordinadora en el seguimiento a largo plazo, siendo la primera persona con la que contactan los pacientes si tienen algún problema. Su papel es esencial para :
- Evalúe regularmente la situación del paciente.

- Servir de enlace entre el paciente y el médico u otros especialistas.
- Proporcionar educación continua y responder a las preguntas de los pacientes.

El seguimiento a largo plazo y la continuidad de los cuidados son fundamentales para garantizar una atención óptima a los pacientes gastroenterológicos. Garantizando un seguimiento regular, adecuado y coordinado, es posible mejorar significativamente la calidad de vida de los pacientes y prevenir muchas complicaciones. La enfermera, en el centro de este enfoque, es un pilar esencial para garantizar la continuidad y la calidad de los cuidados.

Capítulo 20

CONCLUSIÓN: EL FUTURO DE LA ENFERMERÍA EN GASTROENTEROLOGÍA

Innovaciones tecnológicas y su impacto en la empresa.

A lo largo de los años, la medicina ha sido testigo de innumerables avances tecnológicos, cada uno de ellos con un impacto significativo en la forma en que se presta la asistencia. La gastroenterología, como especialidad médica, no es una excepción. Para las enfermeras de este campo, estas innovaciones están cambiando no sólo la forma en que prestan los cuidados, sino también la forma en que interactúan con los pacientes, el equipo médico y la propia tecnología.

1. La llegada de la cápsula endoscópica
   - **Descripción**: Se trata de una pequeña cápsula provista de una cámara que, una vez ingerida, viaja por el aparato digestivo y transmite imágenes en tiempo real.
   - Impacto en el negocio :
     - **Menos invasivo**: Reduce la necesidad de realizar endoscopias más invasivas.
     - **Formación**: Las enfermeras tienen que entender cómo funciona y ser capaces de instruir a los pacientes en su uso.

2. Robótica y asistencia quirúrgica
   - **Descripción**: Los robots quirúrgicos como el da Vinci permiten realizar operaciones más precisas y menos invasivas.
   - Impacto en el negocio :
     - **Asistencia técnica**: Se puede formar a las enfermeras para que ayuden en los procedimientos robóticos.
     - **Recuperación acelerada**: Los cuidados postoperatorios pueden modificarse porque los procedimientos suelen ser menos traumáticos para el organismo.

3. Telemedicina
- **Descripción**: Consultas a distancia a través de plataformas de vídeo.
- Impacto en el negocio :
  - **Acceso ampliado**: permite a las enfermeras llegar a los pacientes en zonas remotas o de difícil acceso.
  - **Formación continua**: las enfermeras deben recibir formación sobre las herramientas y los programas informáticos, así como sobre la comunicación virtual eficaz.

4. Inteligencia artificial y análisis de datos
- **Descripción**: Utilización de la IA para analizar datos, predecir enfermedades y personalizar tratamientos.
- Impacto en el negocio :
  - **Toma de decisiones informada**: las enfermeras pueden utilizar algoritmos para ayudar a identificar los problemas con rapidez.
  - **Ética**: Cuestiones en torno a la confidencialidad de los datos y la interpretación de los resultados de la IA.

5. Aplicaciones y dispositivos portátiles
- **Descripción**: Dispositivos que controlan los síntomas y los hábitos alimentarios, y aplicaciones de seguimiento para pacientes.
- Impacto en el negocio :
  - **Monitorización en tiempo real**: permite a las enfermeras controlar la evolución y los síntomas de los pacientes en tiempo real.
  - **Educación**: Las enfermeras deben guiar a los pacientes en el uso correcto de estas tecnologías.

A medida que la tecnología sigue avanzando a un ritmo sin precedentes, el papel de la enfermera gastroenteróloga evoluciona en consecuencia. Estos profesionales no sólo deben estar al día de las últimas innovaciones, sino también estar preparados para adaptarse y evolucionar con ellas. Aunque pueda parecer desalentador, estos avances tecnológicos prometen mejorar la atención al paciente, haciendo que la profesión sea aún más gratificante.

Desafíos futuros
y la necesidad de formación continua.

A medida que avanza la medicina, también lo hacen los retos a los que se enfrentan los profesionales sanitarios. En gastroenterología, las enfermeras se encuentran en una encrucijada entre el rápido cambio tecnológico, los nuevos tratamientos farmacológicos y el envejecimiento de la población mundial con necesidades sanitarias cada vez más complejas. En este contexto, la necesidad de formación continua se hace aún más crucial.

Una de las sorprendentes realidades de la medicina moderna es la rapidez con la que evolucionan la información y las técnicas. Las enfermedades gastrointestinales, por ejemplo, se comprenden mejor hoy que hace una década, gracias a los avances en genómica y biología molecular. Esto significa que los tratamientos de ayer pueden dejar de ser hoy los más eficaces o adecuados.

Las enfermeras también deben adaptarse al creciente uso de la tecnología en gastroenterología. Desde la telemedicina hasta la endoscopia asistida por robot, estas herramientas pueden mejorar la precisión y la eficacia, pero también requieren un nuevo conjunto de habilidades. Sin una formación continua, existe el riesgo de que las enfermeras se vean desbordadas por las herramientas que se espera que dominen.

El panorama ético y normativo de la asistencia sanitaria también está cambiando. Las cuestiones relativas a la confidencialidad de los datos, el consentimiento informado en un mundo digital o los dilemas éticos que plantean los nuevos tratamientos o tecnologías obligan a las enfermeras a estar constantemente al día para ofrecer unos cuidados respetuosos que cumplan la normativa.

La formación continua también permite a los enfermeros mantener su certificación y su pertenencia a organismos profesionales, lo que garantiza que cumplen las normas más estrictas de la profesión.

Sin embargo, más allá de la simple necesidad de mantenerse al día, existe un imperativo más profundo en la formación continua: la dedicación a la excelencia en la atención. Los pacientes esperan ser atendidos por profesionales competentes y bien informados. Al participar en la formación continua, las enfermeras demuestran no sólo su compromiso con su propia profesionalidad, sino también con la salud y el bienestar de sus pacientes.

En última instancia, los retos futuros de la gastroenterología, ya sean tecnológicos, éticos o médicos, subrayan la importancia de la formación continua. Para las enfermeras, esto garantiza que permanezcan en la vanguardia de su campo, ofreciendo los mejores cuidados posibles a quienes más los necesitan.

Motivación y estímulo para aspirantes a esta apasionante profesión.

Al plantearse una carrera en el mundo de la medicina, puede resultar fácil sentirse abrumado por la multitud de especialidades y funciones disponibles. Sin embargo, para quienes se sientan intrigados por la complejidad e importancia del aparato digestivo y deseen marcar una diferencia tangible en la vida de los pacientes, la carrera de enfermero gastroenterólogo es un camino excepcionalmente gratificante.

El papel de la enfermera de gastroenterología es a la vez variado y especializado. Tendrá la oportunidad de participar en el diagnóstico, las intervenciones terapéuticas, la gestión del tratamiento y la educación de los pacientes. Esto le permitirá adquirir habilidades versátiles a la vez que se especializa en una disciplina en constante evolución debido a los avances médicos.

Es un campo en el que la tecnología se encuentra con la humanidad. Si le apasionan los últimos avances tecnológicos, debe saber que la gastroenterología está a la vanguardia de muchas innovaciones médicas. Pero al margen de la tecnología, el contacto humano sigue siendo esencial. Como enfermera, a menudo será el primer punto de contacto para los pacientes, guiándoles en su periplo médico, tranquilizándoles en sus momentos de ansiedad y celebrando con ellos sus victorias, grandes o pequeñas.

La complejidad de las enfermedades gastrointestinales también significa que cada día es diferente. Cada paciente supone un nuevo reto, un nuevo rompecabezas que resolver. Este dinamismo diario es estimulante y ofrece una satisfacción profesional sin igual, porque uno sabe que cada acción que realiza contribuye a mejorar la calidad de vida de alguien.

Además, esta especialidad le brinda la oportunidad de trabajar en estrecha colaboración con un equipo multidisciplinar de profesionales sanitarios. El aprendizaje es continuo, tanto a partir de la formación formal como de los intercambios con sus colegas.

Y, seamos sinceros, a pesar de su importancia, la gastroenterología es a menudo un área poco comprendida o descuidada por el público en general. Al elegir este camino, se está poniendo a la vanguardia de la concienciación, la educación y, sobre todo, llevando una atención de calidad a quienes la necesitan.

Por último, recuerde esto: cada vez que ayuda a un paciente a navegar por las complejidades de su sistema digestivo, cada vez que le reconforta, cada vez que aplica sus conocimientos para resolver un problema, está marcando la diferencia. Esta capacidad de influir positivamente en la vida de los demás es un privilegio, una responsabilidad y, sin duda, una fuente de inmensa satisfacción.

Así pues, a quienes aspiran a incorporarse a esta especialidad, sepan que la aventura que les espera es rica, gratificante y profundamente humana. Abracen esta carrera con pasión y dedicación, y sin duda descubrirán uno de los caminos más gratificantes del mundo médico.

www.ingramcontent.com/pod-product-compliance
Lightning Source LLC
Chambersburg PA
CBHW071203290526
45796CB00008B/127